身近な人が脳卒中で倒れた後の全生活術

誰も教えてくれなかった90のポイント

待島 克史 著

[監修]
医学博士・医療法人ブレイン・コンシェルジュ理事長
日本脳神経外科学会専門医・てんかん専門医
落合 卓

時事通信社

はじめに

東日本大震災から半年ほどが過ぎた２０１１年９月のとても暑かったある日、妻に突然降りかかった脳梗塞という病気によって、私たち夫婦の平穏で楽しかった日常生活は一変してしまいました。

その夜、キッチンで完熟トマトの冷製パスタを作ってくれていた妻の身体が、何となく左に傾いているような気がしていました。本人も、

「今日は、何だか包丁がうまく使えないわ」

と言っていましたが、少し休憩すると元に戻ったようだったので、あまり気にせずにワインを飲みながら会話を続けました。身体の傾きは酔っているせいだろうと軽く考えて、二人ともそのまま眠ってしまったのです。

あのとき、もし脳梗塞のことを知っていてすぐに救急車を呼んでいたら、今ほど重篤な手足の麻痺に苦しめられることはなかったかもしれません。翌朝、目が覚めてみると、妻の顔は左半分が大きく歪み、別人のようになっていたのです。病院に到着したときには、一人で歩くことすらできなくなっていました。長い、長い、地獄の闘いの始まりでした。

脳梗塞、脳出血、くも膜下出血の三つを総称して脳卒中といいます。厚生労働省の発表では、脳卒中は、がん、心臓疾患、肺炎に次ぐ日本人の死因第4位となっています。また、総患者数は117万9000人、入院患者数は15万9400人、外来が9万4000人となっています（「2014年 患者調査の概況」より）。

近年は比較的若い年齢で脳卒中の発症が増えてきていると聞きますが、若ければ若いほど精神的なダメージは強いでしょうし、また、働き盛りの40代や50代で発症してしまうと、経済的にも大きな痛手をこうむる可能性があるでしょう。

脳卒中の本当の恐ろしさは、突然死はもちろんですが、後遺症として重度の麻痺や機能低下が長い期間続く可能性が高いという点にこそあります。

ある日突然、大切な配偶者やご家族が脳卒中で倒れたら、その後の生活はいったいどうなるのでしょうか。

「お金はどれくらい必要なのだろう？」

「介護はどこにお願いすればいいのかしら？」

「救済制度や割引制度を利用するには何が必要で、どこに申請すればいいの？」

「装具が足に合わないのだけれど、どこに相談すればいい？」

「有効なリハビリや新しい治療方法についての情報は、どこでどうやって手に入る？」

それまでずっと普通の暮らしをしてきた人にとっては、気が遠くなるほど分からないことや知らないことだらけなのが現実です。

私自身、妻の発症直後に自分が「どうしていいか分からなくて困ったこと」「知らなくて損したこと」「こうすればよかったと後悔していること」が実はたくさんあります。それを一冊の本にまとめて公開することは、きっと同じ悩みを持つ人の役に立つと思ったのが執筆の動機です。

脳卒中の予防法や治療法、最新のリハビリ方法についてはそれぞれの専門家の方がお書きになった本をお読みいただくとして、私は自らの経験を基に、制度面、金銭面、精神面の悩みとその対処法を中心にお話しししたいと考えています。

「私はこうして病気を乗り越えました」「私はこのような努力をして、職場復帰を果たしました」「私は絶対に脳卒中の後遺症には負けません」という趣旨で書かれた闘病記や体験記とは趣を異にしています。

私自身、何かを乗り越えられたと思っているわけではありませんし、会社をやめざるを得なかったのが実態です。

それでも、本書をお読みいただければ、脳卒中の後遺症と闘う家族としてぜひとも知っておきたいことが、こんなにもたくさんあるのだということがお分かりいただけると信じています。

どんなに医学が進歩しても人間はいつか必ず死ぬわけですから、日本人の死亡原因の第４位である脳卒中という病気について、一定レベルの知識を持っていることは今の世の中では常識なのかもしれません。私のように、自分の無知のせいで大切な家族に取り返しのつかない辛い思いをさせてしまったことは、恥ずかしいことだと反省しています。

皆さんが今日まで懸命に生きてこられた貴重な人生のこれから先を、脳卒中の後遺症やその介護で滅茶苦茶にされてしまってはとても残念です。本書が少しでもそうした方々の悩みを軽減するのに役立つとすれば、執筆した甲斐があったというものです。

なお、私の妻は脳卒中の後遺症があることで、身体障害者手帳を持つ身となりました。けれども、私は「障害者」という言葉にどうしても抵抗を覚えてしまいます。

障害物競走の障害物とは「邪魔をするもの」という意味ですし、電波障害といえば電波を「妨害する」という意味です。しかし、私の妻は邪魔者でも妨害者でもありません。決して英語にかぶれているわけではありませんが、ハンディキャップを持つ人という言い方が、私たち夫婦にとっては素直に受け入れられる表現だと思っています。

そこで、「身体障害者手帳」のように用語として決まっている場合を除いて、本書では〝ハンディキャップを持つ人〟という言い方をさせていただくことにしました。

本書の構成

本書は最初から順にお読みいただくだけでなく、必要な情報に参照箇所を明記したので、タイトルを見て興味を持った所だけを拾い読みしても、内容を理解していただける作りにしています。

内容は、大きく分けて、

①脳卒中で倒れた妻と、夫である私が実際に経験したこと

②その経験に基づいて、私が感じたことや考えたこと

③国や地方公共団体などによる助成制度の内容と申請方法

の三つを適宜織り交ぜながら記述しています。ただし、脳卒中の症状や回復度合いには大きな個人差があります。①②については、あくまでも妻の事例にすぎませんので、「へえ、そんなこともあるのか」という程度の気持ちで読んでいただければと思います。

第1章、第2章、第3章はそれぞれ10個の項目から成っており、末尾にはその項目の「ポイント」をまとめています。一つの項目につきポイントが3個あり、各章に30個、合計で90個のポイントを掲載しています。斜め読みにも便利で、本文を読むかどうかの判断材料にしていただいてもいいと思います。

さらに、ちょっとしたエピソードなどを「コラム」として幾つか入れました。医学的な内容については、日本脳神経外科学会専門医で医学博士の落合卓先生の監修を受けていますが、疑問や心配なことなどがありましたら、主治医の先生にご相談ください。

また、地方公共団体が制定・運用している規則や制度については、地域によって異なることを前提に、著者の居住地（さいたま市）の例を主に載せています。最新の詳細情報はお住まいの役所に問い合わせてください。特に、申請用紙や証書などは、市町村によって様式が異なりますので、現物を取りに行くか郵送してもらうか、インターネットからダウンロードしてくださるようにお願いします。

※本書はことわりがなければ、２０１６年7月30日現在の関係諸法令等に準拠しています。

※表の見方：→1-1 は第 1 章 1 を参照

通院または在宅診療

退院

自宅

家での新しい生活が始まる

車、電車、バスなどで帰宅

→2-1 在宅での心構え
退院直後の 2 週間が勝負！

→2-2 時間の経過とともに装具が合わなくなる
腕の立つ装具屋が大切

→2-3 障害年金の申請
申請は発症後 1 年 6 カ月たってから

→1-5 介護保険の申請……申請から認定までは 30 日

→2-4 行政の在宅サービスを利用
→2-5 ケアマネジャー、ヘルパーとの付き合い方
→2-6 在宅サービスを訪問介護だけにしない

→2-7 新しい療法や医療機器にも挑戦
いろいろな可能性を探ってみよう

→2-9 運転免許や車の改造は警察に相談
免許の更新には「適性検査」が必要

→1-8 再発を封じる……再発防止策には「薬」と「手術」がある

→2-10 働き方を見直す
今までと同じではいられない

→3-9 介護・家事・仕事に完璧を求めない
自分を追い込む罠を緩める

→1-9 身体障害者手帳の申請
申請から交付までは約 1 カ月
（申請は発症後 6 カ月たってから）

→2-8 手帳を活用する
さまざまな割引や減免制度がある

→1-10 福祉用具の検討……レンタルと購入を使い分ける

→3-7 「命あっての物種」と改めて知る
生きる大切さを思い起こす

→3-8 新たな出会いを大切に
友人のなかには去る人も

→3-10「夫婦の絆が最高の財産」だと再認識する
夫婦の絆が強まるケースも

脳卒中を発症してから在宅復帰までの主な流れ

2カ月以内にリハビリ病院に転院！

入院期間 150 ～ 180 日

発症

脳卒中には
前兆がある！

入院 **急性期病院**
高度で専門的な治療を行う

転院 **リハビリテーション病院**
症状や生活環境に合わせた機能回復・日常生活の訓練をする

介護タクシー
なども活用しよう

・発症してから 6カ月以内に行うリハビリの量と質で、その後が変わる！

→1-1 一日も早くリハビリ病院を選ぶ
選ぶときに大切なことは？

→1-2 杖や装具の検討
装具はリハビリの段階で変わる

→1-3 手足の麻痺以外の症状
麻痺以外は解消することが多い

→1-4 治療費と入院費は社会保障と保険でカバー……どんな公的支援があるの？

リハビリ病院入院中に
申請ができる

→1-6 自宅リフォームの検討
PT・OP にも相談しよう

→1-7 転倒には注意……転倒が大きなけがにつながる

メンタルケア

→3-1 発症前と比較しない
まずは現状を受け入れることから

→3-2 腹が立つのは当たり前と開き直る
誰にでもぶち切れる瞬間がある

→3-3 気持ちを共有できる仲間を見つける
ピアグループでリハビリの成果に大きな差

→3-4 頑張りすぎない勇気
負のスパイラルに陥らない

→3-5 親戚や子どもをあてにしない
人にはそれぞれの事情と生活がある

→3-6 他人の体験談から気づきを得る
他人の言葉に耳を傾けよう

目次

DTP　高橋洋一
企画協力　企画のたまご屋さん

序章

発　症

地獄の日々の始まり

東日本大震災があった年の9月、私たちは猛烈な残暑にうんざりするような日々を過ごしていました。真夏日がまだまだ続いていたそんな時期にもかかわらず、不運なことにわが家ではすべてのエアコンが故障してしまったのです。疲れて会社から帰宅しても、涼む手段を失った家は、まるで熱帯のジャングルのようでした。

数日後にようやく修理をしてもらって、久しぶりに人間らしい生活を取り戻すことができました。あまりの嬉しさに会社をずる休みして、妻と二人で街までショッピングに出掛けたほどです。なぜだったかは正確に覚えていないのですが、妻はその日新しい携帯電話に買い換えました。まだスマホが今ほど流行する少し前のことで、あまりメカに強くない妻は迷うことなく、今ではガラケーと呼ばれる普通の携帯電話を買いました。サイズだけはそれまで使っていた機種の1・5倍ほどの大きさになってはいましたけれど……。

夜になると涼しいわが家で、妻が完熟トマトの冷製パスタを作ってくれることになっていました。ビールで乾杯してから、ワインを少しだけ飲み始めたタイミングで、妻がキッチンに立って調理開始です。そのとき、なぜか彼女の身体が左に傾いているような気がしていました。

「今日は、何だか包丁がうまく使えないわ……」

とおかしなことを言うのでそばに行ってみると、確かに動きがぎこちないように感じられました。

「しばらくエアコンのない生活をしていたから、身体が疲れているんじゃないのか？　それとも、ちょっと酔っぱらっちゃったかな？」

そう言って、しばらく休ませると、ほんの数分後には、

「もう大丈夫、何でもないわ」

と言うので、そのまま料理を続けてもらい、妻が作る最高においしいパスタを食べて、しばらく二人で話をしました。内容は忘れましたが、何だかとても込み入った難しい話題だったように記憶しています。

これが後に、二人で何度も後悔することになった夜の出来事です。もしあのとき、脳梗塞に関する知識が少しでもあれば……、もしあれが、お酒を飲んでいない昼間の時間帯だったら……、もし、もしも、もしかして、すぐに救急車を呼んで病院に連れて行っていれば……今のように重い後遺症に苦しめられることはなかったのかもしれません。

「もう二度とあの日以前に戻ることはできないのだから、お互いに後悔するのはやめて、これから先のことを考えよう」

そう言ってお互いを慰めてみましたが、やはりあの夜、何も手を施さずにそのまま就寝してしまったことは痛恨の極みです。

翌朝、なかなか起きてこない妻の顔をひと目見たときに、ただならぬ異常が起きていることはすぐに分かりました。有名なムンクの『叫び』のように、顔が大きく歪んでいたからです。

さすがに仰天して、もうしばらく寝ていたいと言う妻を叱りつけるように、すぐに病院へ連れて行く支度をしました。都内に、妻の友人で看護師をしているN子さんが勤務するT病院がありまず。妻はそれまでに何度もその病院にお世話になっていたので、迷わずT病院に連れて行こうと思いました。

妻は一人で着替えを済ませ、一人で階段を下り、一人で車の助手席に乗りました。そのときは、それが普通に階段を下りられる最後の姿になるとは夢にも思いませんでした。

幸い大きな渋滞もなく、病院には間もなく到着しました。救急外来の玄関前に車を停めて妻に降りるように促しましたが、何とそのときにはもう自力で車から降りることも歩くこともできなくなっていたのです。事前に連絡を入れていたため、すでにN子さんが車椅子を準備して待っていてくれました。

「あっ、これは脳梗塞や、早く、早く!」

彼女は一目で病状を見抜き、そう叫びました。今から思えば、それは長く苦しい地獄の日々の始まりを告げる非情な宣告だったのです。

私自身はそんなに重大なことだとは少しも思わず、会社に電話をして、「妻が脳梗塞になったので、2、3日休ませてください」などと呑気なことを言っていたのでした。

脳卒中とはどのような病気か

本書の読者は、脳卒中がどのような病気かすでにご存じかもしれませんが、ごく簡単に整理しておきたいと思います。

脳卒中の種類

脳内にある血管は、脳細胞に酸素と栄養を運ぶ役割を果たしています。脳卒中とは、何らかの原因で脳内の血管にトラブルが起き、それによって脳細胞が破壊される病気の総称で、「脳血管障害」と呼ばれることもあります。**脳卒中は、脳梗塞、脳出血、くも膜下出血と大きく三つに分けられますが**（表0‐0‐1）、この中の**脳梗塞は、さらに三つに分類することができます**（表0‐0‐2）。

表 0-0-1　脳卒中の内訳

病　名	死亡者数	病気の概要
脳梗塞	6 万 2277 人 (約 57.0%)	脳の血管が詰まることで起きる
脳出血	3 万 1975 人 (約 29.2%)	脳の奥深くの細い血管が破れて脳内に出血することによって起きる
くも膜下出血	1 万 2318 人 (約 11.3%)	頭蓋骨の下で脳の表面を保護している「くも膜」という膜の下で出血が起きる
合　計	10 万 9320 人	

出典：厚生労働省「人口動態統計の概況（2016年）」

［注］上記の三つ以外の脳血管障害による死亡者2750人（約2.5%）を含まないため、表の合計は100%にならない。

脳の血管が詰まると、間もなく血管から酸素や栄養を取り入れていた脳が壊死《えし》（生体の一局所の細胞、または組織が死んでしまうこと）してしまいます。脳が壊死してしまうと、脳そのものが機能しなくなったり、脳からの命令が伝わらなくなることによって、手足の運動機能に障害が現れたりします。

脳梗塞の後遺症の代表的な症状は、左右どちらか一方の麻痺です。脳の左側にある血管が詰まると右麻痺になり、逆に右側にある血管が詰まると左麻痺になります。

さらに、詰まった血管の場所によっては、言語機能に影響が出たり、記憶力や理解力、判断力に問題が及んだりすることもあります。痛みも痺《しび》れもないのに、ある日を境に突然手足の自由が利かなくなってしまう恐ろし

表 0-0-2　脳梗塞の種類

ラクナ梗塞	脳の細い血管が動脈硬化で詰まり、脳に障害が起きる。脳梗塞の30%程度を占め、症状は比較的軽いことが多い	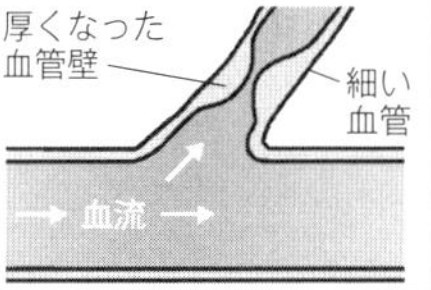
アテローム血栓性脳梗塞	アテローム硬化性プラーク（血管内のかたまりのようなもの）の破綻による血栓（血のかたまりのようなもの）の付着によって比較的太い血管が閉塞し、脳に障害が起きる	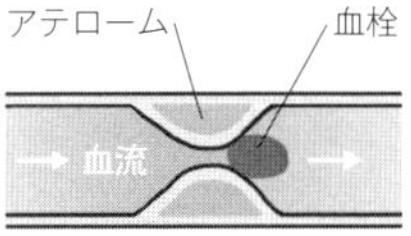
心原性脳梗塞（心原性脳塞栓）	心臓にできた血栓（血のかたまりのようなもの）が脳の血管まで流れて詰まり、脳に障害が起きる。症状は重くなることが多い	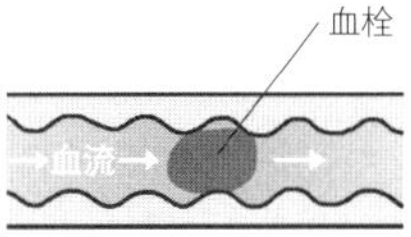

い病気、それが脳梗塞です。

後遺症は一人一人違う

脳卒中の場合、一見似たような症状であっても、脳内のどの部分がどんな原因でどの程度の損傷を受けたのか、発症後どのくらいで治療を開始したのかなど、さまざまな条件によって回復までの時間や道のりがまったく異なると言われています。しかし、本人たちはつい他人と比較してしまうもので、

「あの人は私より重症だったのに、もうあんなに歩けるようになっている」

「私だけどうしてなかなか良くならないのだろう」

などと言ってしまいがちです。**脳卒中のリハビリ過程において一番よくないのは、この**

ように他人と比較して自分の現状を悲観することだという話を、専門家を含めて非常に多くの人から聞きました。ご家族の皆さんは、この点には充分にご注意いただければと思います。

脳卒中を起こす原因や、予防法などの詳細についてはたくさんの専門書が出版されています。インターネットでも、ある程度のことは調べることができます。興味のある方は、ぜひお読みになってください。

「転院のルール」なんて知らなかった

T病院のように、急性疾患や慢性疾患の容体急変などで、緊急または重症な容体にある患者に対して、入院・手術・検査などの専門的な医療を提供する病院のことを「急性期病院」といいます。簡単に言うと、**私たちが普段の生活の中で病気やけがをしたときにごく普通に行く、または救急搬送される病院を急性期病院**と呼ぶのです。

急性期病院の中でも、特に高度・専門的な入院医療を提供し、**重度の急性期疾患に対応する機能を有する急性期病院を「高度急性期病院」**と呼ぶこともあります。

これに対して、脳卒中や大腿骨骨折、外傷などで脳や脊髄などを損傷した患者が、**日常生活**

動作の改善や回復を目的としたリハビリテーションを集中的に行う専門の病院を「回復期病院」といいます。いわゆる「リハビリテーション病院」と呼ばれる病院のことです。

さらに、病状は安定しているものの、自宅へ帰れる状態ではなく、**長期間の継続的な医療が必要な患者を入院させるための病院を「慢性期病院」**といいます。高齢者が多く、急を要さない患者がほとんどです。

一つの病院が急性期医療と慢性期医療、あるいは介護療養型の機能を併せ持っている場合には「ケアミックス型病院」と呼ばれることもありますが、入院期間のルールという視点からは三つに分類される（表0-0-3）と考えていいと思います。

病院にこのような分類があることを私は知りませんでしたが、一般的にもあまり知られていないのではないかと思います。

回復期病院の入院条件は、厚生労働省によって決められています。どんな疾患でどのような状態かは専門的な判断が必要で、疾患によって異なりますが、発症からの日数は最長2カ月以内です。

すなわち、**脳卒中は発症してから2カ月以内に急性期病院から回復期病院に転院しなければならない**という意味です。これは非常に重要なことで、言葉を換えれば転院先を2カ月以内（実

表 0-0-3　病院の種類

	特　徴	入院期間
急性期病院	急性疾患や慢性疾患の容体急変などで、緊急または重症な容体にある患者に対して、入院・手術・検査などの専門的な医療を提供する	脳卒中は、発症してから2カ月以内に回復期病院に転院しなければならない
回復期病院（リハビリテーション病院）	脳卒中や大腿骨骨折、外傷などによって脳や脊髄等を損傷した患者が、日常生活動作の改善や回復を目的としたリハビリテーションを集中的に行う	脳梗塞や脳出血などは150日以内、高次脳機能障害等の脳卒中重症例は180日以内
慢性期病院	病状は安定しているものの、自宅へ帰れる状態ではなく、長期間の継続的な医療が必要な患者を入院させる	高齢者が多く、長期間の入院が一般的

際には、手続きなどに時間が必要で、もっと短いと思っていい）に探さなければならないということです。

T病院は自宅からそれほど遠くありませんでした。N子さんもいることだし、簡易ながらリハビリテーション施設も備わっていたので、私は妻が良くなるまでずっとお世話になろうと入院当初は考えていました。転院のルールがあるなどとは、まさに青天の霹靂《へきれき》でした。

T病院がこのような転院のルールについてきちんと説明してくれればよかったのですが、看護師として勤務しているN子さんに任せればいいと思ったのかどうか、何も教えてくれませんでした。実際には、N子さんが教えてくれたというよりは、知らぬ間に彼女が転院先を探してくれていたという方が正確です。

結果的に、T病院には2週間ほどお世話になりましたが、すぐに回復期病院に転院することが決まりました。専門の回復期病院で、一日も早く本格的なリハビリテーションを開始することは、発症後間もない患者にとっては大きなメリットなので、早期の転院を熱心に勧めてくれたN子さんのアドバイスは極めて適切だったことになります。

ご家族が倒れた直後しばらくの間は気が動転していると思いますし、何を優先すべきかよく分からない時期でもありますが、転院ルールが2カ月以内だからといってのんびり構えるのではなく、できる限り迅速に対応することを強くお勧めします。

まだ事態を分かっていなかった急性期病院での2週間

話が前後しますが、T病院で過ごした2週間のことを少し書いておきたいと思います。

何もしないでただベッドに座っているだけなのに、左側にばったりと倒れてしまう妻の姿を見ているうちに、この症状はもしかするとただ事ではないのかもしれないと少しずつ思い始めてはいました。

そんな折、入院して数日たったころに、妻の治療を担当している医師に呼ばれ、病気の現状と今後の見通しについての説明を息子と二人で受けることになりました。ＭＲＩの画像を見ながら、「内頸動脈（食道の外側の動脈から分かれて頭蓋内に入る動脈）が細くなって狭窄部（狭くなっている所）に血栓（血のかたまりのようなもの）が形成され、その血栓が剝がれて脳に飛び、脳梗塞を引き起こしました。ご覧のように、脳の右側にある〝運動を司る神経〟が黒くなっているのがお分かりになると思いますが、ここが壊死しています。奥様は脳の右側に梗塞が起きましたので、左半身が麻痺しています。病状は残念ながら非常に重篤で、重い後遺症が残る可能性が高いと思います」

というような説明を受けました。ＭＲＩの画像は私たちのような一般人が見て容易に理解できるものではありませんが、重篤な症状で重い後遺症が残るであろうという説明だけは強く心に突き刺さりました。

もし不幸中の幸いと言えることがあるとすれば、その他の機能、すなわち言語能力をはじめ、視力、聴力、記憶力、理解力、判断力、感情を制御する能力などにはほとんど影響がなかったことでしょうか。そして、右利きの彼女にとっては、左麻痺であることも大きな救いだったかもしれません。

しかし、そうしたことも随分と時間がたってから少しずつ理解できたことであって、初めて医師の説明を聞いた直後も実感として「重篤」という感覚はほとんどなかったというのが偽らざる心境でした。

実は妻は、脳梗塞を発症する5年ほど前に、脊椎管狭窄症という腰の病気でT病院にお世話になっていました。手術の前には何年にもわたっていろいろな治療法を試しましたが、結果的に腰痛が好転することはなく、入院する直前には一緒に買い物に行って15分も歩くと腰の激痛で立っていることさえままならないほどだったのです。

最終的には手術を受ける決断をして、6時間を超える大手術を受けたのですが、退院後2、3カ月で苦しみ続けた腰痛はウソのようにすっかり消えて、半年後にはゴルフができるまでに回復しました。

この体験が余計な誤解を生んだのかもしれません。今度の病気も重篤だとはいっても、半年か1年もすれば完全に元に戻るに違いないと楽観視していたからです。N子さんも、

「必ず治りますから大丈夫ですわ」

と励ましてくれて、切実な危機感などまったくと言っていいほど感じていませんでした。

T病院に入院していた2週間の中で、一度だけたまたま看護師が手いっぱいのときに、妻が尿意を訴えたことがありました。妻も私もトイレに行く訓練などまったく受けていないころのことです。仕方なく彼女を車椅子に乗せて、私は看護師に断ることなくトイレに連れて行きま

した。今思えば非常に危険な行為でしたが、そのときは危険であるという認識すらあまりなかったように思います。すべての事態を極めて安易に考えていたのだと、改めて反省します。

リハビリテーション病院に転院して訓練を受けてからは、妻も自分の身体をある程度コントロールできるようになり、トイレぐらいは何でもないことになりましたが、そのときは鉛のように重く、自由が利かない身体を彼女自身もどうしていいのか分からない状態でした。

私もまた、どこに力を入れて、どの方向にどっちの足を持っていけばいいかなどまったく知らずに、とにかく彼女を倒さないように、腕力だけで支えるしかありませんでした。

狭いトイレの中で、必死の形相でただただ重い肉のかたまりと格闘したことは、二度と思い出したくない悲惨な体験です。9月の中旬で半袖を着ていましたが、全身からおびただしい量の汗が噴き出して、まるでプールから上がった直後のような状態になりました。

当然のことですが、**病院から許可があるまでは、勝手にトイレに連れて行ってはいけない**ということはぜひ覚えておいてください。幸いにもそのときはけがをさせずに済みましたが、一歩間違えば大変なことになっていたかもしれません。

入院して1週間が過ぎ、10日が過ぎるころには、妻の身体も多少は落ち着きを取り戻し、つかの間の安堵の日々を過ごしていました。一方で、リハビリテーション病院に転院しなければならないことを教えられて、N子さんに紹介してもらったH病院の見学に行き、入院手続きの説明を受けても、まだ私の頭の中はずっと混乱したままでした。

いよいよ転院する日の朝、T病院で入院費用の精算と退院手続きを済ませたのですが、驚いたことにリハビリテーション病院への移送には一切ノータッチで、何のケアもしてもらえませんでした。これが普通なのかどうかは分かりませんが、相当に困惑したことは確かです。私は半身不随の彼女をどのようにして車に乗せればいいのか、途方に暮れました。

車の乗り降りは、リハビリテーション病院に移って数週間がたってから初めて訓練を受けました。それを考えても決して簡単な動作ではないはずですが、このあたりが急性期病院にとってはケアの限界だったのかもしれません。

幸いにもN子さんがいてくれたので、彼女に手伝ってもらって何とか車に乗せることはできました。揺れる車内では、妻の身体は極めて不安定な状態で、左にカーブするとそのまま左側に倒れてしまいそうでした。今になって思えば、**ストレッチャーのまま乗れる介護タクシーを呼べばよかった**のかもしれません。

何とかH病院に到着したときには、ホッと胸をなで下ろしました。4年以上の月日を経過した今なお、あの転院した日の情景を鮮明に覚えているということは、相当強烈なインパクトがあったのだと思います。

前兆があったことには後から気づいた

脳梗塞に前兆（前ぶれ発作）があることは、よく知られています。例えば、心原性脳梗塞で亡くなった小渕恵三総理は、その直前にろれつが回らないなどの前兆があったことが大きく報道されました。

脳卒中の中でも、脳出血やくも膜下出血はほとんど前兆がなく突然発症することが多いのに比べ、脳梗塞は何らかの前兆が現れているケースが少なくないようです。

妻はどうだったかと言いますと……先に書いたように発症する前にエアコンが何日間か故障しており、冷房なしで熱帯夜を過ごすというひどい環境ではありましたが、少なくとも発症直前の数週間以内に何らかの異変を感じたことはありませんでした。

しかし、数カ月から1年ほど前まで時計を戻してみると、3回ほど身体に異常を感じたことがあったことに思い当たります。

最初の前兆

最初は、私と一緒にゴルフに行った日の朝のことでした。ゴルフ場に向かう途中でサンドイッチと飲み物を買うためにコンビニに寄ったのですが、このとき妻は急に左手に力が入らなくなり、ぶらりとしたままの状態になったのです。何が起きたのかとビックリはしましたが、ゴルフ場に到着したときにはすっかり何事もなくなっていて、問題なくプレーをして普段どおりに帰ってきましたので、特に気にすることはありませんでした。

2度目の前兆

2度目の前兆は、彼女が一人で車を運転していたときに起きました。やはり、急に左半身の脱力感を覚えたそうです。危険を察知した妻はすぐに仲のいい友人に電話をして助けに来てもらい、そのまま病院に行って診察を受けました。ところが、そのときは脳神経外科でなく、あろうことか長年お世話になっていた整形外科医に診てもらったのだそうです。

脳神経外科の専門医に診てもらっていたら、このときに軽い脳梗塞が起きていたことはすぐに分かったのにと、後で言われました。多くの失敗が重なって今の苦しみを生み出しているということが、ここからも分かります。今さら専門医ではないその整形外科医を恨んでも仕方がないのですが、正直なところ残念な気は拭えません。

3度目の前兆

3度目もやはり運転中に同じようなことが起こり、このときはさすがに心配して本人がしばらく運転を控えたほどでした。それでも、その後は何の異常もなく普通に日常生活を送れたため、そのまま何もしませんでした。人間というのは悲しいことに、普通に生活が送れる日が続くと、そうした変調などは忘れてしまうものです。

後に、再発防止手術（第1章8参照）のために訪れた脳神経外科の専門医Y教授は、「過去に脳梗塞の前兆が3回ほどあったのではありませんか」と見事に言い当てました。ビックリすると同時に、悔やんでも悔やみきれない気持ちが残りました。もっと早く脳梗塞のことを知っていれば、せめて脳神経外科に行くべきだということを知っていれば、という後悔です。

それ以来、前兆の種類や見分け方は私もよく理解したつもりですし、もし周囲の誰かに前兆らしきものが現れたら迷わずに脳神経外科を受診することを勧めようと思っています。本書の監修をしている落合卓先生のクリニックにも、脳梗塞の前ぶれ発作についての掲示（図0－0－1）があります。

検査にはMRIが用いられ、保険を適用しても決して安い費用ではありません。しかし、もし脳卒中で倒れてしまえば、その何十倍、何百倍もの費用が掛かるだけではなく、本人にも家族にも甚大な肉体的・精神的・経済的なダメージを与えることになります。それどころか、死んでしまう可能性さえあるのです。前兆が見られた早い段階で手を打つことの大切さは、何度強調してもしすぎることはありません。

検査を受けて結果的に何でもなかったとしても、

「なぜ、何でもないのに診察など受けに来たのだ」

と言って叱る医師はいません。むしろ何でもないことが確認できて安心したと思えばいいのです。病院へ行かず、後で抱える後悔の大きさに比べれば、小さな前兆でも病院へ行って検査を受けることなど何でもありません。

図 0-0-1　脳梗塞の前ぶれ発作

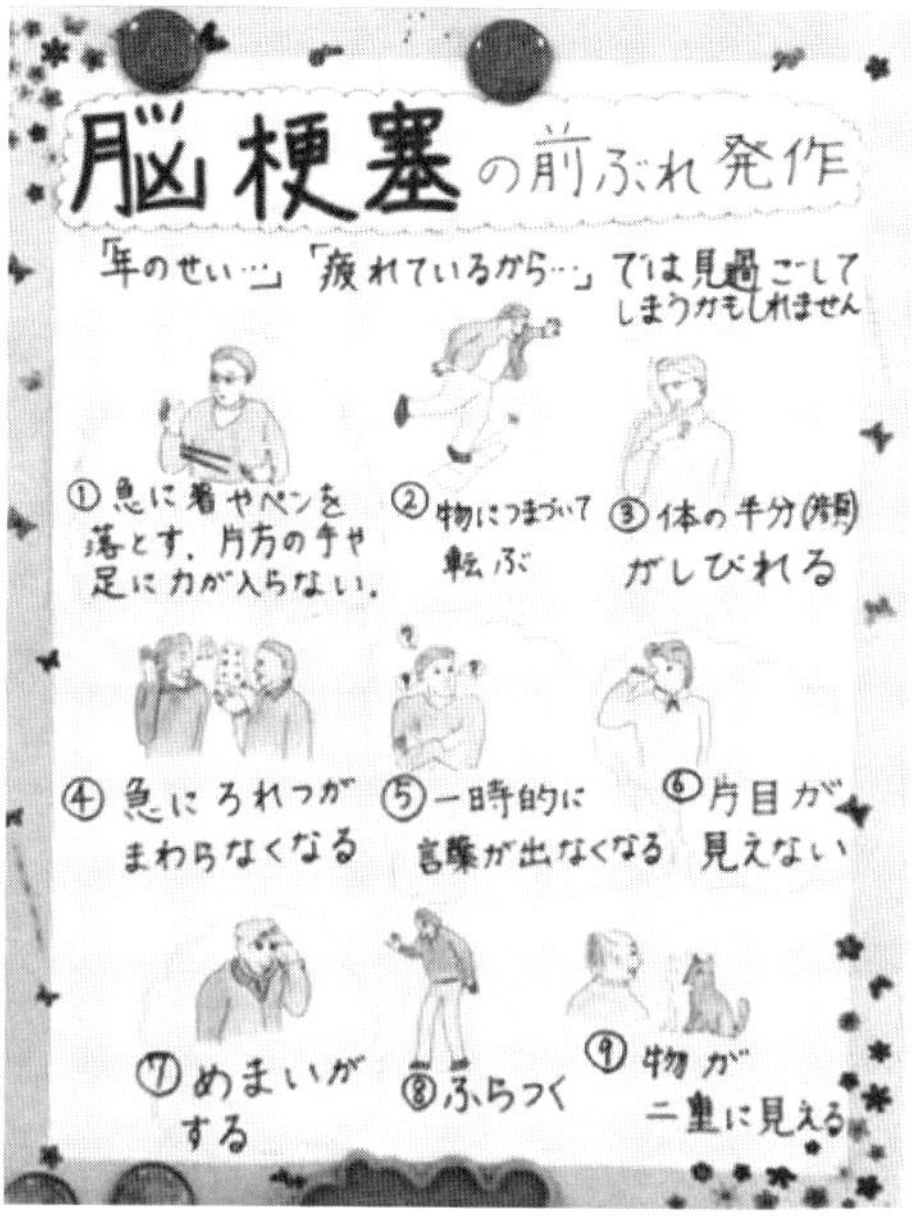
脳梗塞の前ぶれ発作
「年のせい…」「疲れているから…」では見過ごしてしまうかもしれません
①急に箸やペンを落とす。片方の手や足に力が入らない。
②物につまづいて転ぶ
③体の半分
がしびれる
④急にろれつがまわらなくなる
⑤一時的に言葉が出なくなる
⑥片目が見えない
⑦めまいがする
⑧ふらつく
⑨物が二重に見える

コラム

「障がい者」という表記

はじめにで「障害者」という言葉に抵抗がありますと書きましたが、同じような感覚を持つ方もいらっしゃるようです。

本書を執筆するに当たり、多くの報道や文書に目を通しましたが、あるとき「障害者」ではなく「障がい者」という表記に気がつきました。

「害」という言葉は、「悪い結果や影響を及ぼす物事」(小学館『デジタル大辞泉』)を表します。健常者ではないというだけで悪い影響を及ぼす人間であるはずはないのですから、「障害者」という表記は配慮を欠いています。

「障害者」という言葉が一般に用いられるようになったきっかけは、1949年に制定された「身体障害者福祉法」だそうです。

戦前は「不具者」や「不具廃疾者」など、今から思うと相当に差別的な言葉が当たり前に使われていたようで、さらにひどい例としては「片輪者」という呼び方もごく一般的だったようです。

パソコンの日本語文字入力支援ソフトウェアで、試しに「ふぐしゃ」や「かたわもの」とひらがなを入力して変換してみても、漢字の候補は一切表示されません。すなわち、これらの言葉が日本語としてもはや認められていないということです。

「障害者」ではなく「障碍者」と表記している文書もありますが、「碍」という字も「妨げる」という意味であり、また常用漢字ではないことから、使用は広がっていません。

公文書や広報紙などでも「障がい者」という表記に改めている地方公共団体が増えていますし、そう表記する旨を表明している政党もあります。ちなみに、パソコンでも「障碍者」や「障がい者」は、変換候補としてきちんと表示されます。言葉の持つ重要性を考えることも、優しさの表れであることを再認識させられます。

第1章

リハビリテーション病院に転院してからの30のポイント

1 リハビリテーション病院選びは一日でも早く

急性期病院からの転院先となるリハビリテーション病院（回復期病院）は、一日も早くリハビリの専門家の訓練を受けられるという観点からも、少しでも早めに選び始めることをお勧めします。

そのためにも、リハビリテーション病院とはどのような病院なのかをご説明します。

リハビリテーションの本来の目的は生活の再建にあります。ですから訓練室での訓練だけではなく、入院患者にとっては生活の場である病棟における訓練も非常に重要です。退院した後の自宅での生活をイメージしたリハビリが望ましいと言われています。

もう一つ大切なことは、精神的なケアです。どんな病気にもメンタルケアは大切ですが、リハビリテーション病院では、回復までの期間が非常に長いことがケアの難しさにつながっているからです。

リハビリテーション病院のスタッフたち

リハビリテーション病院では、いろいろな役割を担う多くの専門スタッフがチームをつくって、患者の回復に当たっています。病院によってスタッフの配置や呼称に若干の違いはありますが、医師、理学療法士（ＰＴ）、作業療法士（ＯＴ）、言語聴覚士（ＳＴ）、介護福祉士（ケアワーカー）などがチームを組んでいると思ってください。それぞれの役割は、次のとおりです。

◆医師

リハビリテーション病院の医師は、病気やけがによって生じたさまざまな後遺症に対応して、機能回復と社会復帰を包括的に支援します。

妻が入院したＨ病院では、各医師はリハビリテーション医であることはもちろん、脳卒中専門医、内科専門医、神経内科専門医などの資格を持っていました。さらに必要に応じて、整形外科、眼科、神経内科、精神科、泌尿器科、皮膚科などの医師が、非常勤として勤務していました。

急性期病院のような急患や重症患者が少ない代わりに、複雑な後遺症の組み合わせに包括的に対処しなければならないため、総合力が必要だと言われています。

◆**理学療法士（PT: Physical Therapist）**

医学的リハビリテーションの専門家で、病気やけがなどによって身体にハンディキャップのある人に対して、身体の基本的な機能（座る、立つ、歩くなど）の回復や維持を支援します。具体的には、運動療法や物理療法（温熱、電気などの物理的手段を治療目的に利用する方法）を施すことで、自立した日常生活が送れるように支援します。

◆**作業療法士（OT: Occupational Therapist）**

身体または精神にハンディキャップのある人に対して、日常生活に必要な、食事や入浴などの基本的な動作の回復を支援します。今の手や指の状態で、どうやって地域の中で生活者として暮らしていけるかを一緒に考えて、自立や社会復帰ができるように支援します。

◆**言語聴覚士（ST: Speech Therapist）**

言葉によるコミュニケーションに問題がある人に対して、訓練や指導などを行い、コミュニケーション能力の改善を図ります。また、摂食（食物をとること）・嚥下《えんげ》（食物を飲み下すこと）の機能回復にも対応します。

◆介護福祉士（ケアワーカー）

入院生活で、入浴・排泄・食事などの介助や介護を担当します。要介護に認定された患者の家族に対しても、介護の指導を行います。１９８７年に国家資格として認定された介護職の一つです。

◆ソーシャルワーカー

疾病《しっぺい》を有する患者などが、地域や家庭において自立した生活を送れるように、社会福祉の立場から、患者や家族の抱える心理的・社会的な問題の解決・調整を援助し、社会復帰の促進を図ります。ソーシャルワーカーという資格はありませんが、ほとんどの病院で社会福祉士の資格を保持することを条件としているようです。

◆管理栄養士

傷病者の療養のために必要な栄養の指導や、個人の身体の状況や栄養状態などに応じて必要な指導などを行います。

以上の他にも、看護師、薬剤師、検査技師をはじめ、さまざまな役割を持つ人たちが常駐しています。さらに非常駐の義肢装具士、福祉用具専門相談員なども含めた、まさにプロフェッショナル集団がリハビリテーション病院だということができます。

なお、**リハビリテーション病院では、病気やけがの種類によって入院期間が決められています。脳梗塞や脳出血などは150日以内、高次脳機能障害（脳がダメージを受け、記憶・思考・言語などの機能が低下した状態）などの脳卒中重症例は180日以内**となっています。

妻の入院期間は125日でした。脳梗塞としてはどちらかといえば長い方だったことになります。

リハビリテーション病院を選ぶ基準

転院先のリハビリテーション病院はできるだけ早く選定することが望ましいと序章で書きましたが（11ページ）、実際には精神的な動揺や多忙が重なって、ゆっくり病院を比較検討する余裕などなく、入院している急性期病院で紹介された近隣のリハビリテーション病院に転院してしまうケースが多いと聞いています。

しかし、リハビリテーション病院ならどこも同じというわけではありません。どんな違いがあり、何を重視して選べばいいのか、私の経験を基に整理したいと思います。「場所」「対象患者」「リハビリテーションの充実度」「ポリシーやコンセプト」「入院生活の充実度」「入院費用」「その他」の7項目に分けました。

◆場所

ご家族の皆さんは、ほぼ毎日のように病院に通う生活が数カ月続くことになります。ですから、通うのに便利な場所であることは、とても大切な条件です。必ずしも自宅から近い方がいいとは限りません。例えば会社の帰りに寄る機会が多い方は、会社からの距離や交通機関も考える方がいいと思います。

◆対象患者

リハビリテーション病院にも、脳卒中などの脳血管障害の患者が多い病院、脊髄損傷などの整形外科系の患者が得意な病院、いわゆる難病の患者を多く受け入れる病院など、幾つかのタイプがあります。

病気や症状に応じてリハビリ方法や設備が異なることもありますが、**入院患者にとっても病気や症状が似ている者同士が集まっている方が、お互いに励まし合いやすい**ようです。

病院のホームページやパンフレットを見ると、どのような患者が多いかが明記されていることがほとんどだと思います。なお、認知症の患者は受け入れないと明記している病院もありますが、これはリハビリの目的が違うからで、不当な差別ではありません。

◆リハビリテーションの充実度

どのようなリハビリをどの程度の時間行うかは、担当医を中心としたリハビリの専門家による判定会議を待たなければなりませんが、標準コースの詳細、例えば一回何分の訓練を一日に何回行うかなどについては教えてくれると思います。

私たちが重視したのは、土日祝日も休まずに訓練を行ってくれるかどうかです。一般的に、**発症してから6カ月以内に行ったリハビリの量と方法によって、回復度合いが大きく異なる**と言われています。

例えば、この時期にリハビリを一日休むと、その遅れを取り戻すのに数日かかるなどと言われることがあります。本当に数日かどうかは別として、毎日休まずリハビリすることの重要性は、リハビリの様子を見ている私たちにも分かりました。

私たちがH病院を選択した理由は、土日祝日も含めて一日も休まずに毎日リハビリを続けてくれる点を高く評価したからです。

◆ポリシーやコンセプト

最近のリハビリテーション病院は、ホームページやパンフレットなどにも病院の理念や基本方針を明記するようになってきました。じっくり読んでみると、理事長や院長の思いが伝わってくるものです。

私たちが選択したH病院は、「病院らしくない病院を目指す」という、一見するとよく分からないポリシーを掲げていますが、話を聞いてみるととても共感できるものでした。

例えば、医師や看護師も白衣ではなく、水色や黄色のカラーシャツにチノパンというとてもリラックスした服装で仕事をしています。名札の色で、リハビリ療法士なのか、医師なのか、ケアワーカーなのかが分かるようになっています。

食事はフロアの中心部にある共用スペースにフロアのすべての入院患者が集まって、ほぼ同時刻に取る決まりになっています。これはコミュニケーションに役立つことはもちろん、他の患者の回復度合いや変化が日々分かり、同じ病気と闘う本人や家族にとって大きな励みになるからです。

こうした小さな違いが、長い入院生活の中では大きな差となって現れてくるということを、身をもって感じました。

◆入院生活の充実度

リハビリテーションの充実と同じように、入院生活が快適かどうかも、患者にとってはとても大切な問題です。

例えば、入浴が毎日ある病院と3日に一度の病院とでは、快適さが全く違います。同じ入浴でも、浴槽にお湯が張られているか、シャワーだけかも大きな違いです。入浴は単に清潔感だけの問題ではなく、退院後の実生活の訓練に直結するものだからです。毎日入浴の訓練をして退院した患者と、そうでない患者とで違いがあるのは当然ではないでしょうか。

食事はもちろん美味しい方がいいに決まっていますが、実は食事をすること自体がリハビリです。利き手が麻痺している患者は、反対の手で食べる訓練をしなければなりません。そうでない患者も、片手が麻痺しているとお茶碗やお皿を手に持って食べることができないので、滑ったり落としたりしないようにするには、やはり毎日の練習が重要です。

なお、妻が入院したH病院は、「和食」か「洋食」かを毎食、事前予約できるシステムになっていたので、どうしても好きではないメニューを避けられた点はプラスポイントでした。

こうした入院生活の環境については、病院に問い合わせれば回答してくれるはずです。逆に**適当な言葉でお茶を濁しているようなら、そんな病院はやめた方がいい**かもしれません。

◆入院費用

入院費用の内訳や請求方法は、病院によって異なります。請求は月に1回か2回か、銀行振込やクレジットカードが使えるかなど、気になる点は事前に確認するといいでしょう。

室料は、六人床（通称「大部屋」）であれば健康保険の対象ですが、個室など特別療養環境室に入ると、俗にいう「差額ベッド代」（特別療養環境室に係る特別の料金）が必要になります。特別療養環境室は、個室に限らず部屋の面積や設備など厚生労働省が定めた条件を満たす四人床までの部屋で、大部屋とは異なり差額ベッド代が掛かります。差額ベッド代は全額自己負担ですから、経済的には大きな要素になります。

差額ベッド代は保険診療の範囲外なので、病院によって差があり、同じ病院内でも部屋の広さや向き、トイレや浴室などの付帯設備、看護師の配置などによって料金が異なります。

脳卒中は入院期間が長くなる可能性がありますので、費用面では余裕を持った見積もりをした上で慎重な判断をする必要があります。

◆その他

私たちが最初に入院したT病院の看護師N子さんのアドバイスもあって、H病院に転院したことは前述のとおりです。実は彼女は、T病院に転職する直前までリハビリテーション病院に勤務していて、リハビリの「業界事情」には非常に詳しかったのです。

例えば、リハビリテーション病院への転院は一日でも早い方がいいこと、リハビリは一日休むと取り戻すのに数日かかってしまうこと、病院のポリシーやコンセプトは一般の人が思っている以上に病院（または、理事長の考え方）によって大きく異なること、事故による患者を専門とする病院と脳卒中の後遺症患者を得意とする病院とではリハビリのやり方や設備が異なる等々……この項に記述したことの多くは、ほとんどが彼女から教えられたことです。

以上の他にも、病院独自の特徴や条件があるかどうか、必ずチェックすることが重要です。付帯施設や装備には差がありますし、ルール上は発症後2カ月以内の転院とされていますが、H病院のように1カ月以内でなければ受け入れないというリハビリテーション病院もあります。また、H病院は地域貢献を重視するため、原則として他県からの入院を受け入れないという方針を打ち出しています。私たちは、H病院から見れば他県の居住者です。しかし、問い合わせてみると、差額ベッド代が必要な部屋であれば、他県の患者であっても入院可能だと回答してくれました。もっとも、私たちは健常者だったころと同じようには動けないこの病気の性格上、そして女性であることも考慮して、最初から個室希望だったことを申し添えておきます。

見学に行くときに大切なこと

前項の7点を踏まえ、リハビリテーション病院の比較調査は以下のような方法を組み合わせて行うのがいいと思います。

・病院のホームページやパンフレットをチェックして、自分なりの選定基準に照らす
・不明確な点は、電話で問い合わせる
・可能であれば、見学させてもらう
・入院している急性期病院で評判を聞く

これだけでも随分と多くの情報が集められるはずです。家族の通える範囲はある程度限定されるので、候補となる病院は多くても10カ所だと思います。

ただし、漫然と見学に行っても、リハビリテーション病院のことを知らない人には容易には理解し難いこともあります。

例えば、妻が入院したH病院の共用トイレには、洋式だけではなく、和式の便器が設置された個室があります。

何も知らないときは、片足を動かせずしゃがむことができない患者にとって、和式のトイレはいかにも不親切で、配慮に欠けるのではないかと思っていました。しかし、後にこのことを病院に訊ねると、

「ご自宅のトイレが和式という方もたくさんいます。トイレの交換は容易ではありませんので、そうした患者さんの訓練には和式のトイレが必要なのです」

という説明を受けました。配慮が足りないのは私の方だったのです。このような例は、思っている以上にたくさんありますが、リハビリの門外漢であり、健常者である私たちには思い至らないのが普通です。

だからこそ、見学に行った際には少しでも疑問に思ったことを質問することが大切です。後から、こんなはずではなかったと嘆いても遅いのです。リハビリテーション病院は、一度入院すると、合わないから転院したいと思っても受け入れを拒否されることがあり、現実的には難しいことも知っておく必要があります。

最後に、身も蓋もないことを申し上げますが、当然のことながら、どんなに調査をしても当該病院に病床の空きがなければ転院はできません。**リハビリテーション病院では、ほとんどの患者の退院予定日がかなり前から決まっているので、急に空きが出ることは極めてまれ**です。

残念ながら、数週間待っても空きそうになければ、諦めることになります。

Point

1 リハビリテーション病院の選択基準は一つではない

2 リハビリテーション病院は病気やけがによって入院期間が決められている

3 疑問点は遠慮せずに病院に問い合わせ、できるだけ見学させてもらう

2 杖や装具選びはリハビリの段階を見ないと失敗する

リハビリテーション病院に入院している間は、担当の理学療法士（ＰＴ）や作業療法士（ＯＴ）が、症状や生活環境に合わせた訓練や指導をしてくれます。また、退院後に主に介助を担う予定の家族に対しても、折に触れていろいろなアドバイスをしてくれます。

生活環境に合わせたというのは、例えば、エレベーターのあるマンションや平屋の住居にお住まいの人にとって階段の上り下りはそれほど喫緊の課題ではありませんが、二階建ての住居に住んでいる人にとっては是が非でも習得しなければならない行為になる、といった具合です。

さらに細かく言うと、**自宅の階段に付いている手すりが右側か左側か（手すりがないときは、どちら側に付けるかを決める・第１章６参照）によって、訓練の内容が違ってくる**のです。

裏を返せば、退院して自宅に戻った後の生活パターンや住宅環境を自分で想定して、ＰＴ・ＯＴにきちんと相談をしないと、後々ご自身が困ってしまうということです。

以上のような事情から、この項ではＰＴ・ＯＴに相談すべき事項も含めて、さまざまな注意点について書こうと思います。

まずは車椅子でトイレに行く練習から

入院中はもちろんですが、退院してからもできるだけ**自立した生活を送るために極めて大切な要素の一つは、自力でトイレに行けること**です。排泄のたびに家族の手を煩わせることは、家族にとってはもちろん、本人にとっても大きな負担になります。特に夜間のトイレは、双方にとって極めて高いストレスの原因です。

トイレに一人で行くといっても、入院直後は車椅子で生活すること自体に慣れていませんから、車椅子をどの位置で止めて、どのように車椅子が動かないように固定して、どのように車椅子から便座に移り、どうやってズボンを下げて、排泄後はどうすればいいのか、一つ一つの基本動作を順番に習得していく必要があります。

健常者だったときとは違う、自分の身体が置かれている現状を改めて認識させられて、精神的にも辛い思いをするかもしれません。妻が入院していたリハビリテーション病院では、車椅子の前輪の停止位置を分かりやすくするために、トイレの床に緑のビニールテープを貼って練習していたのですが、そこまでされることに、本人としては多少の屈辱を感じたといいます。

夜間は特に意識がはっきりしていないこともあり、**車椅子から便座に移る際に、自分の左手が利かないことを忘れて、つい左手で手すりにつかまろうとして転倒してしまう事故があった**と、病院のスタッフから聞いています。

個人差はもちろんあるでしょうが、妻は2週間ほどで、「車椅子で行くトイレ」は無事に卒業することができました。

四点杖を使って自力歩行をする

片麻痺（左右どちらかの手足が麻痺）の患者が転倒するときには、必ず麻痺している側に倒れます。ですから、**介助者は麻痺している側に立って支えてやる**ということが、最初に覚えなければならないポイントです。

歩く補助をするときは、患者と同じペース、つまり同じ側の足で同じスピードで足を運ぶと、患者は非常に安心感をもって楽に歩くことができます。

杖を使っての歩行訓練は、まず四点杖（図1－2－1）から始まります。杖自体が自立するタイプで、脚部が大きく四方に広がっているので安定感があります。一本杖に比べれば、やや重いのが難点ですが、初歩の段階ではとにかく安定感のあることが最も重要な要素です。

　リハビリテーション病院に入院している間は、病院から共用の杖を借りていました。介護保険を適用して福祉用具の事業者からレンタルすることもできますが、**四点杖を使う期間は実はそれほど長くありませんので、病院からの借用で充分**だと思います。脚部の大きさは訓練が進歩するに従って小さなものに変えていくように、担当のＰＴから指示があると思います。
　脚部の形状や大きさ、脚部の開き方、支柱の取り付け位置などはメーカーによって違いがあります。高さの調整や右用と左用の切り替えなどはロックナットによって簡単に行える商品がほとんどですが、誤った使い方をすると転倒や思わぬトラブルの原因になりますので、必ず担当のＰＴや販売店の指示に従ってください。

図 1-2-1　四点杖

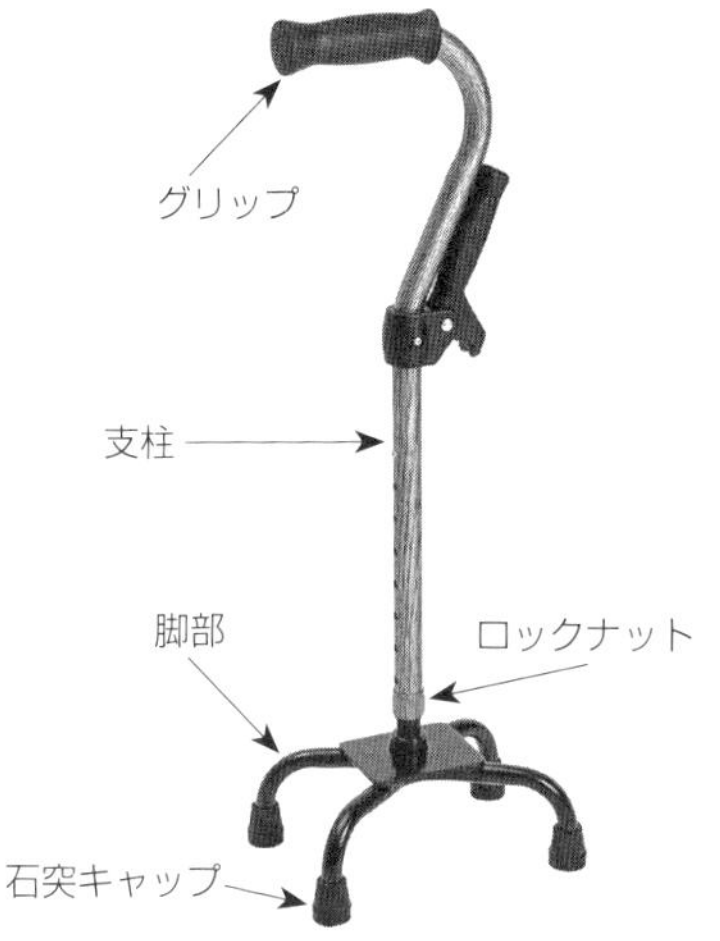

出所：フジホーム（株）

杖にもいろいろある

　四点杖の次のステップとしては一本杖に進むのが一般的ですが、妻はまだ一本杖を使うのが難しく、ＰＴの勧めもあって、支柱と脚部の角度が自由に動かせるタイプの四点杖（図１－２－２）に変えました。

図 1-2-2　支柱と脚部の角度が自由に動く四点杖

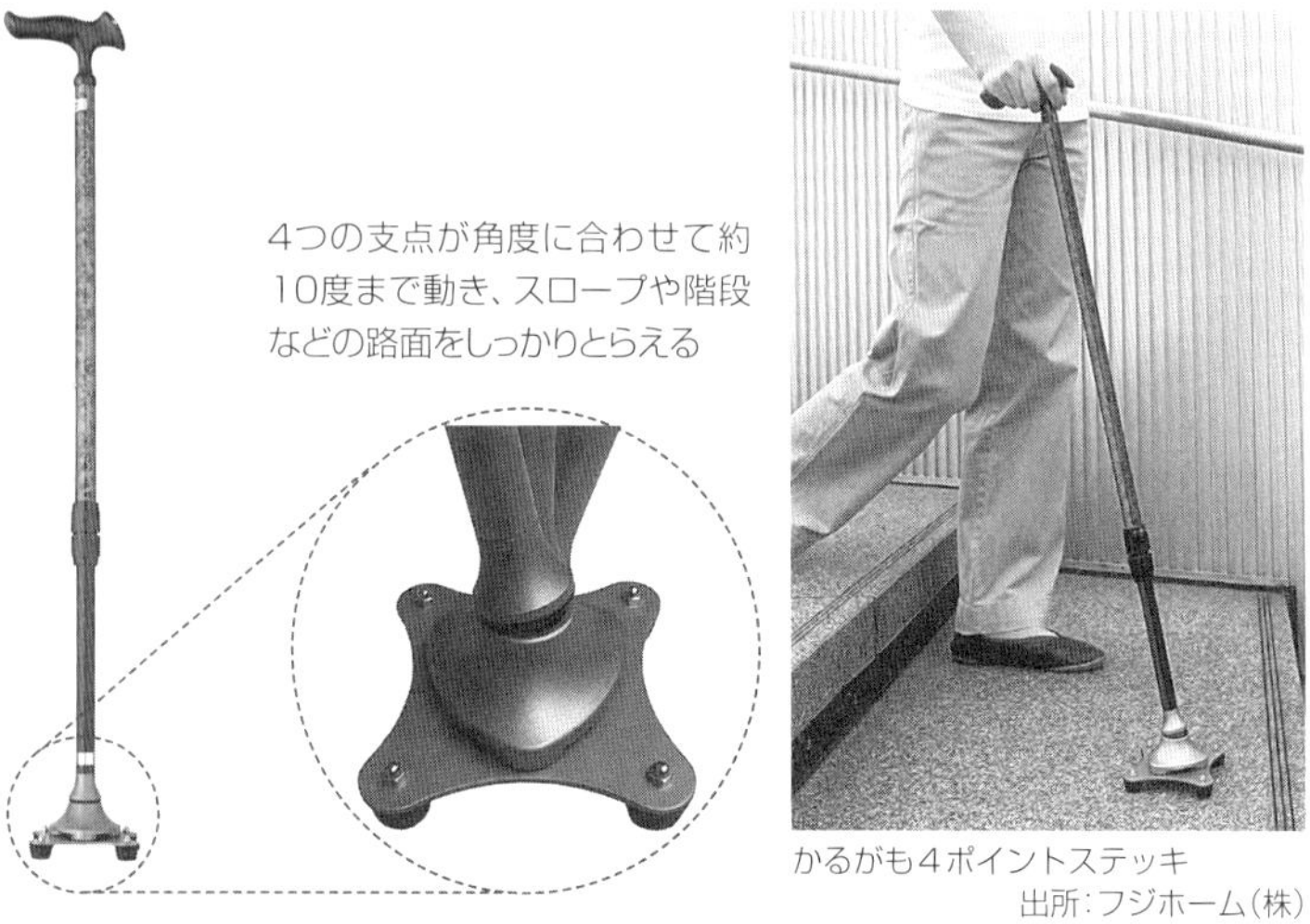
4つの支点が角度に合わせて約
10度まで動き、スロープや階段
などの路面をしっかりとらえる

かるがも4ポイントステッキ
出所：フジホーム（株）

「ニュー4ポイントステッキ」という商品で、当時は発売後間もない新製品だったため、介護保険でのレンタル対象外でした。一本杖になってからも当分の間は併用できると思ったので、購入することにしました。定価は1万5000円ですが、当時はインターネット通販で1万円弱だったと記憶しています（今はもう少し安く手に入るようです）。現在は改良されて「かるがも4ポイントステッキ」という商品になっています。

　固定式の四点杖（図1-2-1）に比べると安定感はやや小さくなりますが、脚部と支柱の角度が自由に変えられるので、柔軟性が高い点が特徴といえます。もちろん、手を離しても自立します。特に、傾斜のある坂道や、階段などでは、むしろ安定性が増して快適に歩けると妻はとても気に入っていました。

これ以外にも、使い勝手や重量を工夫したさまざまな商品が販売されています。杖は、片麻痺の患者にとっては非常に大切な道具の一つですから、リハビリの進み具合に合わせて、担当のＰＴとよく相談した上で、最適な種類を選択してください。

長下肢装具

麻痺している側の足は、自分の意思で力を入れたり、抜いたり、あるいは踏ん張ったりということが一切できません。ですから、何もしないと足が変形してしまったり、機能がさらに低下したり、または予想外の動きをすることで捻挫や骨折をしやすくなります。

そのため道具を装着して、**足の機能を補ったり、患部の保護やサポートをしたりする必要があり、それらの道具を「補装具」、または単に「装具」と呼びます。**麻痺している足を固定するギプスやコルセットのようなものだと思ってください。

リハビリテーション病院に入院して、最初に製作した装具は長下肢装具（図１－２－３）と呼ばれる種類で、つま先から太ももまでの脚部すべてをカバーして支えるタイプです

装具はリハビリ専門医、ＰＴ、義肢装具士などが相談して、患者の足の状態に合わせて選択するのが一般的です。長さや材質の違いはもちろん、支柱の有無、板ばねの有無などによって実に多くの種類がありますので、最適な装具を選択することは、重要であると同時に難しい課題でもあります。

長下肢装具はかなりの重量があり、脱着も大変ですが、使用したのは1カ月弱でした。個人差はありますが、比較的早い段階で短下肢装具に進むことができます。

図 1-2-3　長下肢装具

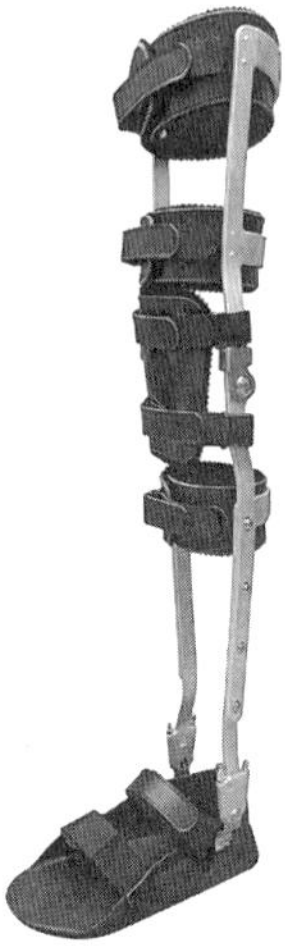

出所：東名ブレース（株）

義肢などの装具には**「耐用年数」が定められています。耐用年数の期間中に同じ種類の装具を追加で購入する場合は、健康保険による補助を受けられず、この期間中に破損してしまうと、原則として「修理」扱い**で対応せざるを得ません。予備のためにもう一足持ちたいとか、耐用年数の期間中に別の商品に変更したいという方は、全額自己負担になります。

表1-2-1 装具の耐用年数

区分	名称	形式	耐用年数
下肢装具	長下肢装具		3.0
	短下肢装具	両側支柱	3.0
		片側支柱	3.0
		S 型支柱	3.0
		鋼線支柱	3.0
		板ばね	3.0
		硬性（支柱付き）	3.0
		硬性（支柱なし）	1.5
		軟性	2.0

出典：補装具費支給事務ガイドブック

耐用年数は種目ごとに細かく決められていますので、詳細は装具屋に問い合わせてください。参考のために、一部を掲載します（表1-2-1）。

例えば、区分＝下肢装具、名称＝短下肢装具、形式＝硬性（支柱なし）の装具の耐用年数は1・5年ということになります。

装具の値段は種類によって違いますし、製作する業者によっても異なりますが、長下肢装具は15〜20万円、短下肢装具は5〜10万円が相場のようです。

装具は健康保険の対象になりますが、装具屋にはいったん全額を支払う必要があります。ですから、必ず領収書を受け取ってください。別途、**医師に「意見書」という書類を書いてもらった上で、加入する健康保険にそ**

の領収書と「療養費支給申請書」（図1－2－4）を提出すれば、本人負担分を差し引いた金額が払い戻される仕組みになっています。「心身障害者医療費受給資格証」をお持ちの方はゼロ割負担となりますので、最終的には全額が払い戻されます。ただし、申請は代金を支払った日の翌日から2年以内という時効がありますので、注意が必要です。

図1－2－4は全国健康保険協会の書式です。健康保険組合や国民健康保険などとは異なりますが、仕組みは同じですので、加入している健保に確認してください。

短下肢装具① ゲイトソリューション

装具はさまざまなメーカーが、たくさんの研究の成果として、多くの種類の製品を製造・販売しており、それぞれに特徴があります。ですが、**すべての患者にフィットする唯一絶対の製品は、残念ながら存在しない**ということも知っていただきたいと思います。

だからこそ、医師やPTも選択に迷ってしまうのだと思いますし、結果的に装具が合わずに悩み、苦しんでいる人たちが大勢いらっしゃるのでしょう。

これからも装具の研究や開発は進歩を遂げていくでしょうし、技術や材料にも革命的な変化

図 1-2-4 療養費支給申請書（全国健康保険協会の例）

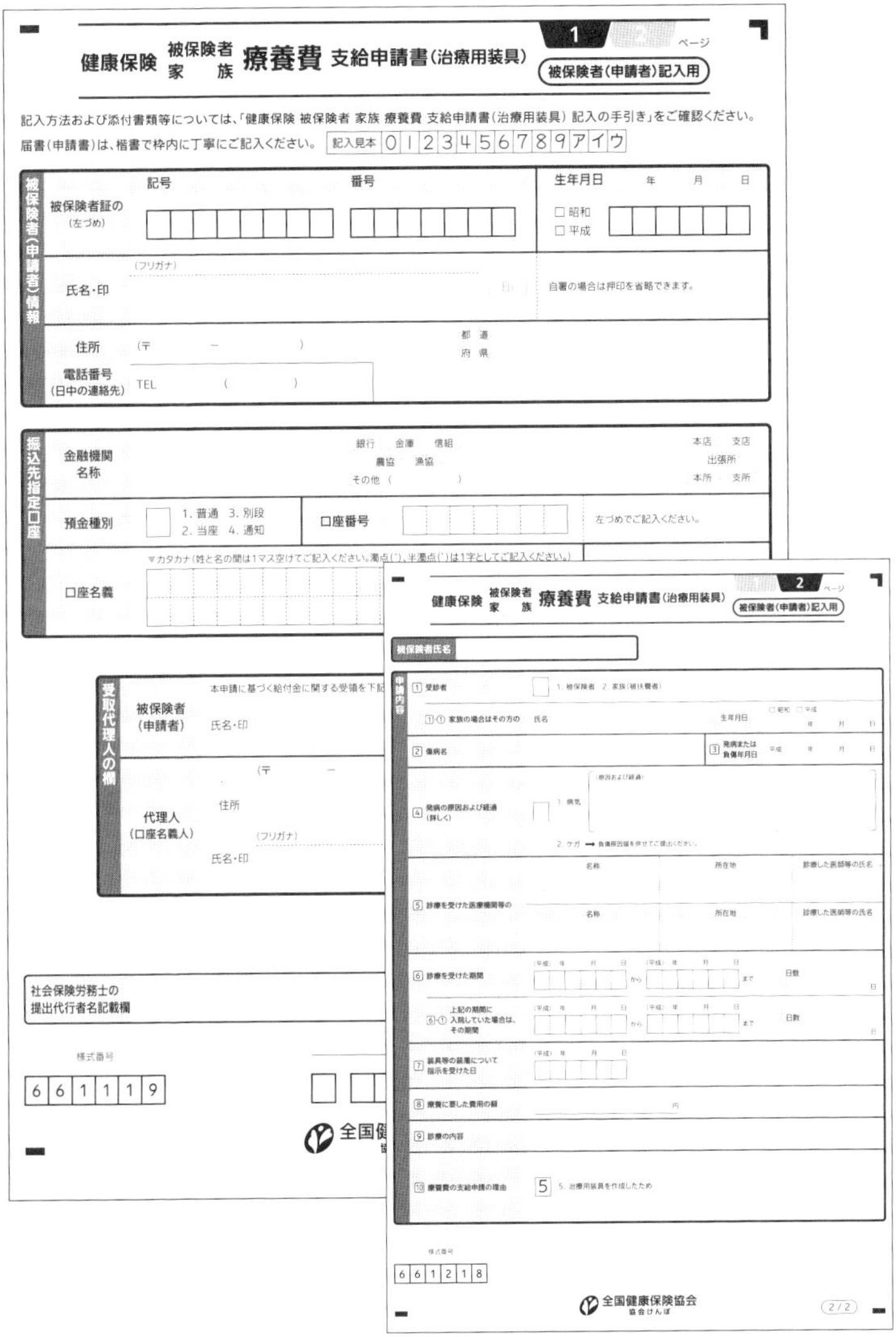
健康保険 被保険者 家族 療養費 支給申請書（治療用装具） 1 2 ページ
被保険者（申請者）記入用

記入方法および添付書類等については、「健康保険 被保険者 家族 療養費 支給申請書（治療用装具） 記入の手引き」をご確認ください。
届書（申請書）は、楷書で枠内に丁寧にご記入ください。 記入見本 0 1 2 3 4 5 6 7 8 9 アイウ

被保険者（申請者）情報
被保険者証の（左づめ） 記号 番号
生年月日 年 月 日 □昭和 □平成
氏名・印 （フリガナ） 印
自署の場合は押印を省略できます。
住所 （〒 － ） 都道府県
電話番号（日中の連絡先） TEL （ ）

振込先指定口座
金融機関名称 銀行 金庫 信組 農協 漁協 その他（ ） 本店 支店 出張所 本所 支所
預金種別 1. 普通 3. 別段 2. 当座 4. 通知
口座番号 左づめでご記入ください。
口座名義 ▼カタカナ（姓と名の間は1マス空けてご記入ください。濁点（゛）、半濁点（゜）は1字としてご記入ください。）

受取代理人の欄
本申請に基づく給付金に関する受領を下記
被保険者（申請者） 氏名・印
代理人（口座名義人） 住所 （〒 － ） （フリガナ） 氏名・印

社会保険労務士の提出代行者名記載欄

様式番号 6 6 1 1 1 9

全国健

健康保険 被保険者 家族 療養費 支給申請書（治療用装具） 2 ページ
被保険者（申請者）記入用
被保険者氏名
申請内容
1 受診者 1. 被保険者 2. 家族（被扶養者）
1-① 家族の場合はその方の 氏名 生年月日 □昭和 □平成 年 月 日
2 傷病名
3 発病または負傷年月日 平成 年 月 日
4 発病の原因および経過（詳しく） 1. 病気 2. ケガ → 負傷原因届を併せてご提出ください。 （原因および経過）
5 診療を受けた医療機関等の 名称 所在地 診療した医師等の氏名
6 診療を受けた期間 （平成） 年 月 日 から （平成） 年 月 日 まで 日数 日
6-① 上記の期間に入院していた場合は、その期間 （平成） 年 月 日 から （平成） 年 月 日 まで 日数 日
7 装具等の装着について指示を受けた日 （平成） 年 月 日
8 療養に要した費用の額 円
9 診療の内容
10 療養費の支給申請の理由 5 5. 治療用装具を作成したため

様式番号 6 6 1 2 1 8
全国健康保険協会 協会けんぽ
2/2

図 1-2-5 ゲイトソリューション（プラスティックタイプ）

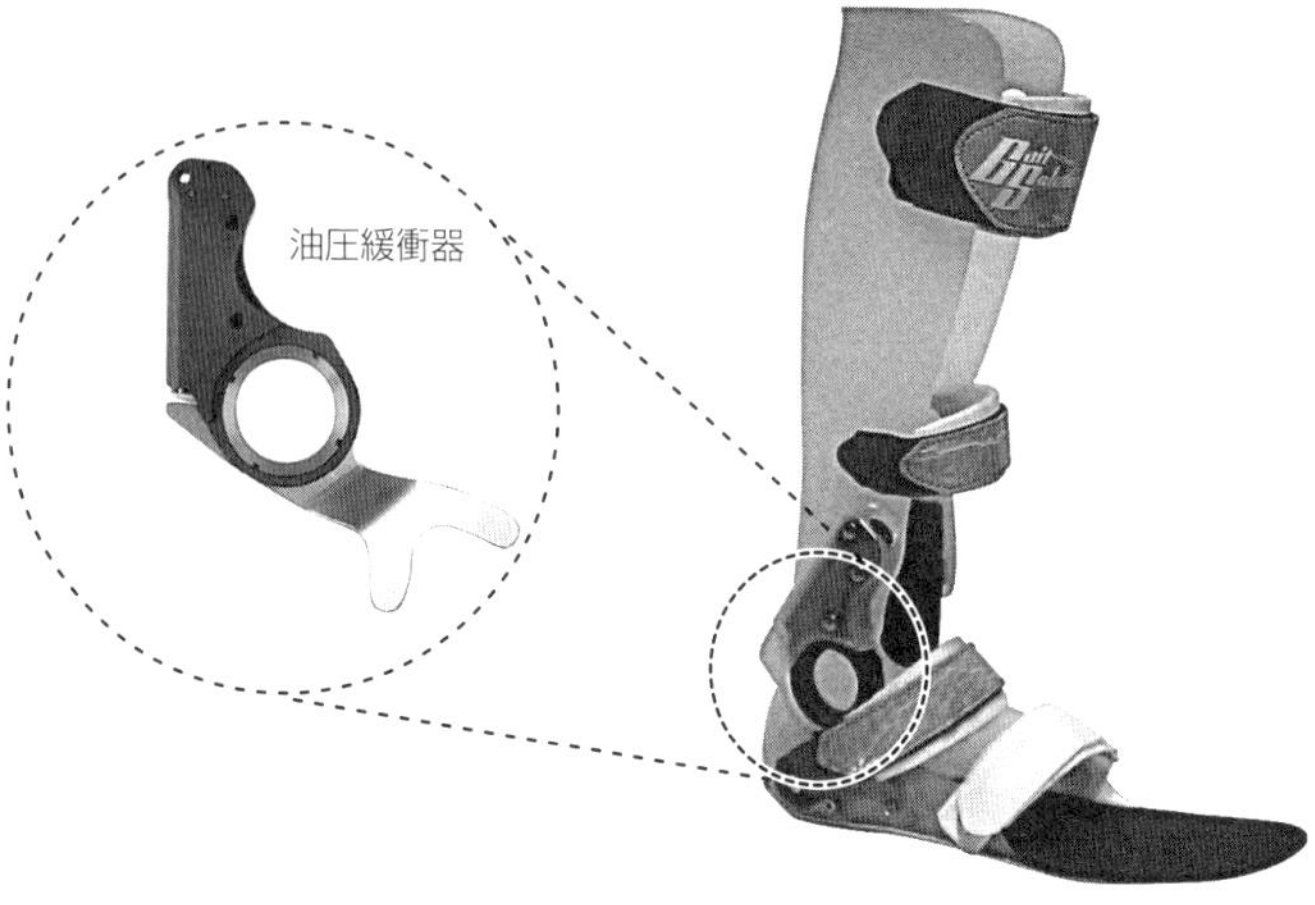

出所：パシフィックサプライ(株)

が訪れるかもしれません。今よりもさらに素晴らしい製品が登場することを期待しつつ、参考までに妻が実際に装着していた短下肢装具をご紹介します。決して特定の商品をお勧めするつもりも宣伝する意図もありません。ただ、予備知識があれば医師や装具屋に相談しやすいと思います。

まずは、妻が入院中から退院後1年ほどの期間使用していた「ゲイトソリューション」（図1-2-5）という製品をご紹介します。

ゲイトとは「歩く」、ソリューションとは「問題を解決」するという意味から名づけられた商品です。ゲイトソリューションには、金属支柱タイプ、プラスティックタイプ（妻が装着していた商品）、デザインが異なるものなど、幾つかの種類があります。

ゲイトソリューションは、油圧緩衝器を採用していることが特徴です。ドライバー1本で油圧を調整することによって、制動力を簡単に変えることができます。歩くときには、

①かかとが接地する

②足底全体で地面に立つ（反対側の足で一歩前へ踏み出す）

③つま先で地面をとらえて、かかとが浮き上がる

という三つの動作を繰り返しますが、装具を着けるとそれぞれのタイミングで足関節や膝を適切にコントロールしてくれ、滑らかな体重移動やバランスの良い歩き姿を支援してくれます。

難しい理論は分かりませんが、妻にとっては非常に使いやすい製品だったことは間違いありません。

短下肢装具② RAPS

ゲイトソリューションが少しずつ合わなくなってきたために、H病院の勧めに従って次に製作してもらったのは、「RAPS」（Remodeled Adjustable Posterior Strut）という商品（図1-2-6）でした。

図 1-2-6 RAPS

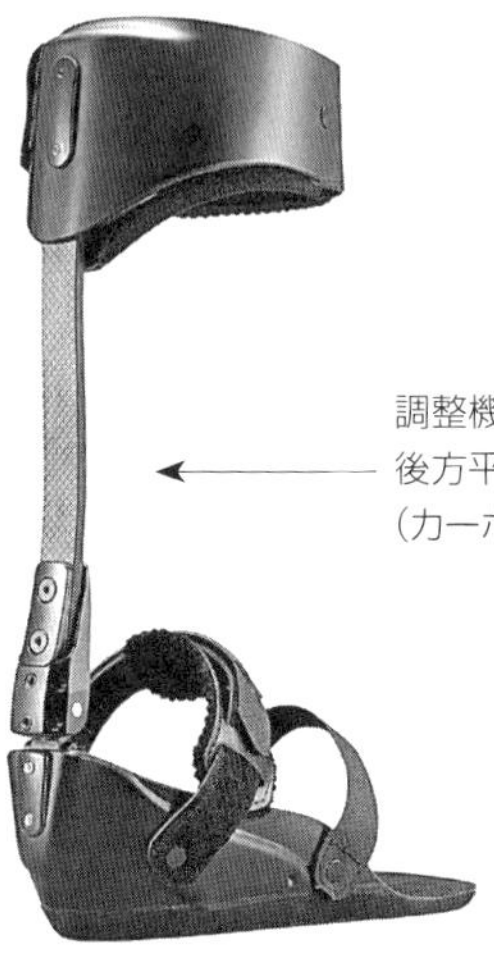

出所：東名ブレース（株）

装具は「麻痺によって不安定になっている関節運動の自由度をある程度制限し、単純化することで、運動学習を容易にする」という考えに基づいて作られています。その上で、

調整性▼患者の能力に応じて運動学習の難易度を調整できる機能がある

機能性▼装具の調整機構が効率よく行えて、短時間に確実な調整ができる

外観性▼下腿を占有する面積が小さく、スッキリとして見栄えが良い

の3点を実現する製品として、調整機能付き後方平板支柱型の装具が開発されました。

それをさらに改良して、軽量化と製品精度を向上させた製品がＲＡＰＳです。価格が約12万円と、通常の装具の倍以上もする高価な商品であったため、実装している人はごく少数でした。

第2章**2**に登場する装具屋やＰＴの話を総合すると、ＲＡＰＳの特徴は次のとおりです。

・見た目が非常に美しい

・カーボン支柱の反発力が非常に強いことで、運動方向性が安定している
・軽量化に成功したと謳ってはいるものの、他の製品と比較するとかなり重い
・内反が強い患者には、足首のねじれに対する調整性があまりない

欠点まで書いてしまいましたが、非常に素晴らしいコンセプトの下で作られた画期的な商品ですので、うまく適合する人にとっては素晴らしい装具ではないでしょうか。

介護用シューズ

麻痺している足は装具を装着したままで靴を履くため、靴のサイズは正常な足よりも2センチ前後大きくなります。どれだけ大きくするかは、装具の種類によって違いがあり、靴のメーカーによっても幅や形状に差がありますので、実際に試し履きしてから購入することをお勧めします。

介護用品店で「介護用シューズ」（リハビリ用シューズ）として販売されている商品は、片足ずつでも購入できますので、左右でサイズの異なる靴を取りそろえることが可能です。

もちろん介護用ではない普通の靴を買ってもいいのですが、同じ靴をサイズ違いで買わなければならないので、不経済な点は否めません。特に女性用には26センチ以上の大きなサイズが

図 1-2-7　Vステップ 06

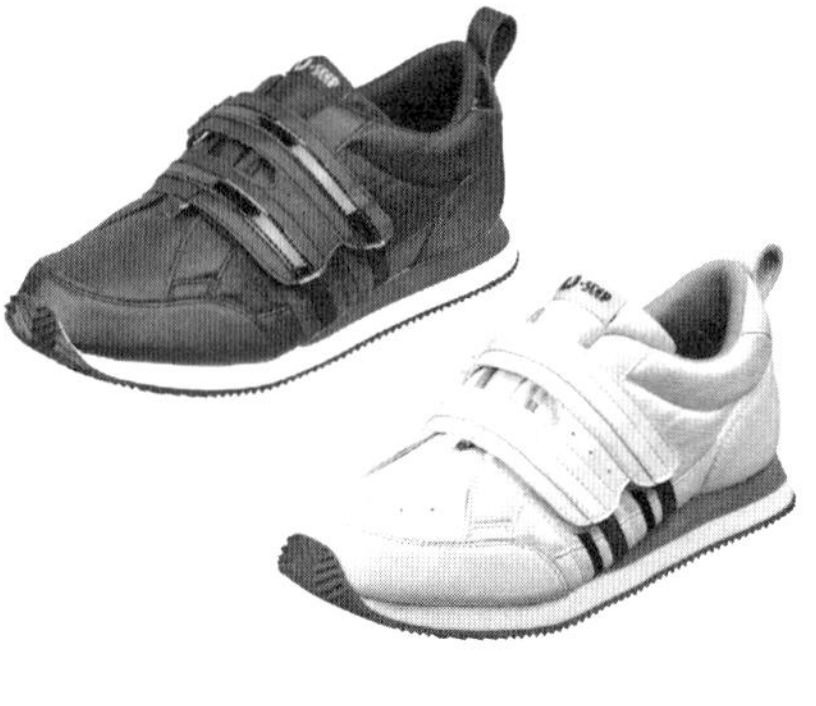

出所：（株）ムーンスター

ないことが多いので、同じデザインでそろえるのは容易ではありません。

介護用シューズの最大の難点は、靴自体に〝オシャレ〟とか〝華やかさ〟といった要素が皆無なことです。妻も女性ですから、いくつになってもそれなりにオシャレをしたいという気持ちがあります。しかし、介護用シューズは本当に不恰好なデザインばかりで、色も極めて地味なものしかありません。

安定性や安全性を最優先していることは充分に理解できるのですが、だからといってこのデザインはないでしょうといいたいような商品ばかりなのが現状です。若い方はもちろん、オシャレを楽しむ高齢者もたくさんいらっしゃいますから、残念に思っています。

図1-2-7は、オシャレとは言えないかもしれませんが、多少スポーティなデザインとして妻も愛用しているスニーカータイプ「Vステップ06」というシリーズです。片足販売を行っていますし、ブラックとホワイトの2色を取りそろえている点も魅力です。

Point

4 装具には「耐用年数」がある

5 杖は一本杖に替わる可能性が高いので、あわてて四点杖を購入する必要はない

6 装具は多くのメーカーから多様な製品が出ているので、予備知識がある方が医師やPTに相談しやすい

3 手足の麻痺以外の症状は、解消することが多い

妻の症状については、「上下肢麻痺（手足の麻痺）の他には大きな機能障害は見られません」と、リハビリテーション病院の担当医から説明を受けていました。しかし、毎日接していると、実際には小さな異変が幾つかあることに気がつきます。今だからこそ、医師の言うとおりで心配することはなかったと笑って話せますが、異変と出合った当時は少なからず心配をしたものです。**後遺症は、どこにどの程度の影響が出るのか、それらがいつ解消するのかなど、人によって大きな差があります。**ここに記述したのは、あくまでも妻の症例ですので、参考程度にお読みいただければと思います。ご心配な点は、必ず担当医に相談してください。

食べこぼし

物を噛むための顎の力も、最初のうちは麻痺している側が劣っています。このため、食べる

ときに口から少量の食べ物を知らないうちにテーブルや床に落としてしまったり、唇の周囲に付着させたままでいたりという、いわゆる「食べこぼし」の症状がありました。妻は左麻痺でしたので、どうしても口の左側に噛み切れない食べ物があふれてしまうのでした。

本人は発症前と同じようにごく普通に食べ物を噛んで、ごく普通に飲み込んでいるつもりですから、食べこぼしが起きていることにはまったく気がついていません。

こうした事情を知らない人の前では、やはり気づかれないように、できるだけさり気なくこぼしていることを本人に伝えるか、こぼした物を拾う気遣いが必要です。病気のせいだと分かってはいても、人前であからさまに指摘されればやはりショックですから。

しかし、こぼす量は少しずつ少なくなっていきますし、改善していくことは間違いないと私でさえ確信できたほどです。それでも妻は、食べこぼしがほぼなくなるまでに2年ほどかかりました。

二人だけでいるときは、ことさら指摘する必要はありませんが、本人に食べこぼしを自覚させる意味で、私はできるだけさり気なく教えるようにしていました。

妻の例を見る限りは比較的短期間で改善する症状ですし、生活していく上で大きな問題になるようなことではありませんので、あまり気にしない方がいいかもしれません。

視界が狭くなる

入院してから退院するまでの数カ月間、妻は麻痺している左側の視界がかなり狭くなっていました。しかし、本人はそのことには気づいていなかったようです。ある日、妻のリハビリを担当している理学療法士（ＰＴ）が、深刻な表情で私に告げました。

「実は今日、奥様が病院内の廊下を車椅子で自力走行されていたのですが、車椅子の左側を廊下に置いてあった配膳台にド派手に衝突させてしまいました。おそらく、左目の視界が狭くなっているのだと思います」

そんな話を聞かされたときは、私も当然のことながらショックを受けました。本人はほとんど自覚していませんし、すぐに治せる方法もないので、気持ちを傷つけないように事実に気づいてもらうのは、意外と難しいことでした。

なお、第２章９で詳しく述べますが、**運転免許の更新をするときには、視界の狭さが致命的な欠陥と見なされる**ことがあります。すなわち、更新ができない事由とされてしまうということです。

妻の場合は、発症してから運転免許証の更新まで約２年という時間的な余裕があり、その間に視界の狭さという症状は自然に解消したため、免許証の更新は無事にできました。ですが運悪く発症直後に更新を迎えてしまうと、どのような結果になるのか分かりません。免許証の更新に関わる問題については、後述のように、最寄りの警察署に相談するのがいいと思います。

他の多くの症状と同じように、視野の問題についても個人差が大きいと思いますので、そういう可能性があるということを知った上で、対応については担当医や担当のＰＴとよく相談してください。

「今日は何月何日？」

リハビリテーション病院に入院している間、妻は今日が何月何日なのか、季節はいつなのかなどが分からなくなることがたまにありました。入院して２カ月ほどたったある日、月は違うものの私の誕生日と同じだったある日、

「今日は、あなたの誕生日よね。何もしてあげられなくて、ホントにゴメンね！」

そう言って泣かれたときは一瞬どう対処すればいいのか分からなくて、固まってしまいました。**脳梗塞が原因で認知症を発症してしまうことは珍しくない**と聞いていたので、困惑と絶望と底知れぬ恐怖に脅えて、ただただ無意味に首を縦に振っている自分がそこにはいたのです。間もなくそれは担当医の、

「長い入院生活によって起きる混乱で、認知症ではないので心配ありません」という説明によって少しは安堵した一方で、本当にそうなのだろうかと疑っていたこともまた事実です。その後も日付を誤認することは何度かありましたし、そのたびに私の方が精神的に動揺しました。しかし、医師の言うとおり、そうした不可解な言動は徐々に減っていったのです。

どこまでが病気のせいで、どこからが入院生活の影響なのか、いつになったら普通に戻るのかという答えの見つからない質問を自らに繰り返しているうちに、自然とこうしたおかしな言動はなくなっていったような気がします。

脳梗塞はとても恐ろしい病気ですが、もしかすると妻の理解力や判断力がおかしくなってしまったのかもしれないという思いは、それ以上に得体の知れない恐怖だったことを今でも覚えています。

「退院すれば、いつの間にか元に戻っていますよ」と医師には言われましたが、そう簡単には信じられませんでした。それだけに、こうした症状が現れる可能性があるということを知っておいていただくのは、決して無意味ではないと思い、妻には申し訳なく思いながらもあえて書いた次第です。

温度に関わる変調

温度に関わる変調も幾つか見られました。以前とは打って変わって猫舌になる、体温調節がうまくできないというような変化です。

発症前は、私よりはるかに熱い物を食べるのが得意だったはずの妻が、それほど熱くはない物でも「熱くて食べられない」と言うようになっていたのです。熱いのと同じように、辛い物も苦手になってしまったようで、昔は平気で辛口カレーを食べていたのに、今では中辛でもときには「辛い」と言って食べられないことがあります。

生活に大きな支障があるというわけではありませんが、かといって有効な治療法もなかなかないようで、今は成り行きに任せている状態です。

体温を自ら調節する機能も衰えているようで、わずか1~2度の気温の上下を身体がコントロールできずに、「暑い」「寒い」を繰り返すようにもなりました。

もともと妻と私とは体感温度が違うというか、私が快適だと感じる温度を妻は寒いと感じるような傾向はあったのですが、病気をしてからはその差が一層大きくなった気がします。

もちろん、家事や介護で忙しく身体を動かし続けている私と、逆に動きたくても動けずにじっとしている妻とでは、同じ部屋にいても温度に対する感覚が違うことは理解していますが、**わずかな気温の上下にも対応しにくい体質に変わってしまった**ことは病気の影響だろうと思っています。

一緒に生活していく上で体感温度の違いは案外大きな問題なのかもしれませんが、どちらかが厚着か薄着をすることで対応していくしかありません。くれぐれも体感温度の違いが原因で喧嘩などしないように、うまく話し合ってください。

おしっこが近い

おしっこが異常に近いという症状はかなり改善したものの、発症から4年以上を経過した現在でもかつての健康だったころと比較すると、まだ若干近いのかもしれないと思います。

特に**退院直後の半年ぐらいは、異常と言ってもいいほど尿意が近い**ことで、相当苦労しました。リハビリテーション病院を退院して、約1カ月後にJ医大病院で再発防止手術を受けたのですが（第1章8参照）、病院に向かうとき、車で自宅を出てから1時間もしないうちに妻が猛烈な尿意に襲われて、とんでもない苦労をした記憶があります。

女性がすっとトイレに入れるような場所を見つけることは、そもそも簡単ではありません。仮にトイレがあったとしても、当時は公衆トイレに一人で行かせられるほどの安定感はありませんでしたので、私の介助がどうしても必要でした。結果的には、猛烈な尿意を我慢させて、病院に到着するまで耐えるしかなかったのです。

しかも、病院に到着すると無情にも駐車場は満車で、入庫するまでには相当の時間がかかりそうな様子です。発狂しそうな妻をこれ以上放っておくことはできず、駐車場の守衛に事情を説明して車をその場に一時停止させ、妻を車椅子に乗せてトイレに急行しました。

皮肉にも、トイレは入り口からかなり離れた場所にあり、必死の思いでトイレにたどり着いたときには、まさに妻は爆発寸前でした。そこが女性用のトイレであることも忘れて、私も放心状態で妻の放尿を見ていたのを悪夢のように思い出します。

泌尿器科の医師に相談して検査をしてもらいましたが、原因として考えられるような過活動膀胱や骨盤底筋の緩みといった病気はなく、やはり「時間の経過とともにいずれ完治するでしょう」と言われてホッとしたと同時に、〝いずれ〟っていつなのだろうと思いました。

現実にはその後もしばらくの間、病院や買い物に行っても、尿意が近い状態は解消しませんでした。当然のことながら、遠出することは難しかったですし、いざというときの備えも必要になっていました。

それでも医師のアドバイスどおり、この症状は少しずつ改善していき、今では特別に尿意で困ることはほとんどなくなりました。車で旅行に行くことも、ごく普通にできるようになりました。

携帯用の簡易トイレを購入して車に常備していますが、やはり女性にとってはトイレ以外でずることに相当な抵抗があるようで、幸か不幸かまだ一度も使ったことがありません。

おしっこの問題はつまらないことのようですが、いざその場に出くわすと予想以上にパニックに陥るものです。少しずつ改善するとはいえ、いざというときの備えは考えておく方がいいでしょう。

Point

7 脳卒中を発症してからしばらくは、手足の麻痺以外にも異常が見られることがある

8 ほとんどの症状は時間の経過とともに消えるが、心配な点は必ず医師に相談する

9 自覚症状がない可能性もあるので、本人にきちんと説明をした上で家族が支える

4 治療費や入院費は社会保障と保険でここまでカバーできる

妻はＴ病院（急性期病院）に18日間入院しました。このときの請求額は、差額ベッド代を除く治療費や食事代として約26万円でした。その後、リハビリテーション病院に転院するに当たり、一番心配だったのはやはり費用です。

数カ月間の入院になりそうだということは、Ｔ病院の担当医から聞いていました。当時の私は「高額医療費」や「限度額適用認定証」などという言葉さえ知らなかったので、どんな費用がどれくらい掛かるのか想像もつかずに、大きな不安を感じていました。転院先のＨ病院で妻が入る部屋の差額ベッド代が税込み（当時は消費税率５％）で一日４万７２５０円だったので、月額では１４１万７５００円になります。仮に入院期間が４カ月間だとすると、自己負担額は５６７万円という大きな金額になることが分かっていたからです。

入院費用はいろいろな条件によって変わりますので、簡単に見積もることは極めて困難ですが、妻の事例を挙げて整理しておきますので、参考にしてください。

入院費用

リハビリテーション病院への転院を決める段階では、治療方針や入院期間を決めるための判定会議が開かれていませんので、入院期間がどれくらいになるのかは見当がつかないのが普通です。それは、すなわち入院費用の総額がいくらになるのかがほとんど予測できないということを意味します。

そこで、差額ベッド代を含めて、どのような費用が、どれくらい掛かるかをまとめておきます。

治療やリハビリに係る費用▼ 診察、検査などはあるが、急性期病院で掛かったような治療費が生じることは少ない。リハビリの費用（H病院の場合）は、一時間当たり7350円で、妻の場合は治療とリハビリの費用で一カ月当たりの実費が約20万円。

食費▼ 課税状況などにより異なるが、標準負担金は一食360円（2016年4月に260円から変更）。一日3食で1080円が自己負担。

差額ベッド代▼ 部屋の広さや付帯施設、スタッフの配置などによって異なり、H病院には一日当たり3万1500円〜10万5000円（税込み）の8タイプの部屋があった。

病院での患者の洗濯・乾燥代▼ H病院では業者に依頼ができ、下着やタオルは100〜

300円、パジャマは200〜800円、ズボンは300〜600円。コイン式の洗濯機と乾燥機もあり、各一回100円。

装具の費用▼ 種類と製作回数によって異なるが、長下肢装具が15〜20万円、短下肢装具が5〜10万円程度で、一般的には健康保険の対象となる。ただし装具屋には、いったん立替払いする必要がある。

お見舞いのお礼、食事代、お見舞い返し、お礼の品など▼ 人数や頻度によって異なるが、案外大きな出費になる。

家族の交通費、食事代、駐車場代など▼ 病院に行くたびに掛かる。

入院に際して、六人床（大部屋）であれば健康保険が適用されるので、費用の心配はあまりないかもしれませんが、個室など（特別療養環境室）の場合は室料差額（特別療養環境室に係る特別の料金、通称「差額ベッド代」）が掛かります。差額ベッド代が医療費控除（73ページ）の対象かどうかですが、国税庁は「本人や家族の都合だけで個室に入院したときなどの差額ベッドの料金は、医療費控除の対象になりません」としています。

また、厚生労働省の通知では、差額ベッド代が発生する病室に入院させる場合に病院が履行すべき事項や、病院が特別の料金を求めてはならない場合の例（表1-4-1）が挙げられてい

表 1-4-1　特別療養環境室に関する厚生労働省の通知

履行すべきこと
①特別療養環境室の場所及び料金を患者にとって分かりやすく掲示しておくこと ②特別療養環境室を希望する患者に対して、特別療養環境室の設備構造、料金等について明確かつ懇切丁寧に説明し、患者側の同意を確認のうえ入院させること ……など
特別療養環境室に係る特別の料金を求めてはならない場合
①同意書による同意の確認を行っていない場合（当該同意書が、室料の記載がない、患者側の署名がない等内容が不十分である場合を含む） ②患者本人の「治療上の必要」により特別療養環境室へ入院させる場合 （例）・救急患者、術後患者等であって、病状が重篤なため安静を必要とする者、又は常時監視を要し、適時適切な看護及び介助を必要とする者 ・免疫力が低下し、感染症に罹患するおそれのある患者 ……など ③病棟管理の必要性等から特別療養環境室に入院させた場合であって、実質的に患者の選択によらない場合 ……など

出典：厚生労働省

ます。

具体的にどのようなケースは対象にならなくて、どのような条件を満たせば対象になるかは、さまざまなケースがあって一概には言えませんので、個別にご相談いただきたいと思います。

高額医療費の払い戻し

「高額療養費制度」は、同一月（1日から月末まで）に掛かった医療費の自己負担額が高額になった場合、「自己負担限度額」（表1-4-2）を超えた分が後で払い戻される、公的な制度です。

日本は国民皆《かい》保険制度で、誰もが公的医療保険（図1-4-1）に加入しています。高額

表 1-4-2 ひと月当たりの自己負担限度額

70歳未満の場合

所得区分	自己負担限度額	多数（回）該当
標準報酬月額 83万円以上	25万2600円＋ （総医療費－84万2000円）×1%	14万100円
標準報酬月額 53～79万円	16万7400円＋ （総医療費－55万8000円）×1%	9万3000円
標準報酬月額 28～50万円	8万100円＋ （総医療費－26万7000円）×1%	4万4400円
標準報酬月額 26万円以下	5万7600円	4万4400円
低所得者（被保険者が 市区町村民税の非課税者）	3万5400円	2万4600円

70歳以上75歳未満の場合

所得区分		自己負担限度額		多数（回）該当
		外来（個人ごと）	外来・入院（世帯）	
現役並み所得者（標準報酬月額28万円以上で高齢受給者証の負担割合が3割）		4万4400円	8万100円＋（医療費－26万7000円）×1%	4万4400円
一般		1万2000円	4万4400円	なし
低所得者	Ⅱ 被保険者が市区町村民税の非課税者等である場合	8000円	2万4600円	なし
	Ⅰ 被保険者とその扶養家族全ての収入から必要経費・控除額を除いた後の所得がない場合		1万5000円	なし

例えば、標準報酬月額※（簡単に言うと1カ月の所得額）が40万円で、70歳未満の人が、医療費を1カ月に50万円を支払ったとしましょう。所得額は上の表の上から３つ目に該当しますので、自己負担限度額は、

８万100円＋（50万円－26万7000円）× 1% ＝８万2430円

となり、自己負担限度額８万2430円を超える分（50万円－８万2430円）41万7570円が医療保険から戻ってきます。

高額医療費の支払いが3カ月以上に及んだときは、「多数（回）該当」として４万4400円を超える分が払い戻されるので、自己負担額をさらに抑えることができます。

※医療保険における「標準報酬月額」とは、被保険者が事業主から受け取る毎月の給与などの報酬を、５万8000円の第1等級から139万円の第50等級の50に区分したもの（2016年４月現在）で、保険料や保険給付の額を計算する基準となる金額。保険料は、都道府県によって異なる。

図 1-4-1 **主な医療保険**

「全国健康保険協会」は、中小企業などで働く従業員やその家族が加入している健康保険（政府管掌健康保険）で、愛称を「協会けんぽ」といいます。私自身は、ここに加入しています。

「国民健康保険」（国保《こくほ》）は、職場の健康保険に加入しておらず、生活保護を受けていない人が対象です。

「健康保険組合」（社保《しゃほ》）は、主として適用事業所に雇用されている人が事業所単位に加入する保険で、いわゆる職場の健康保険です。

それぞれの加入者数は、グラフのとおりです（2016 年６月現在)。

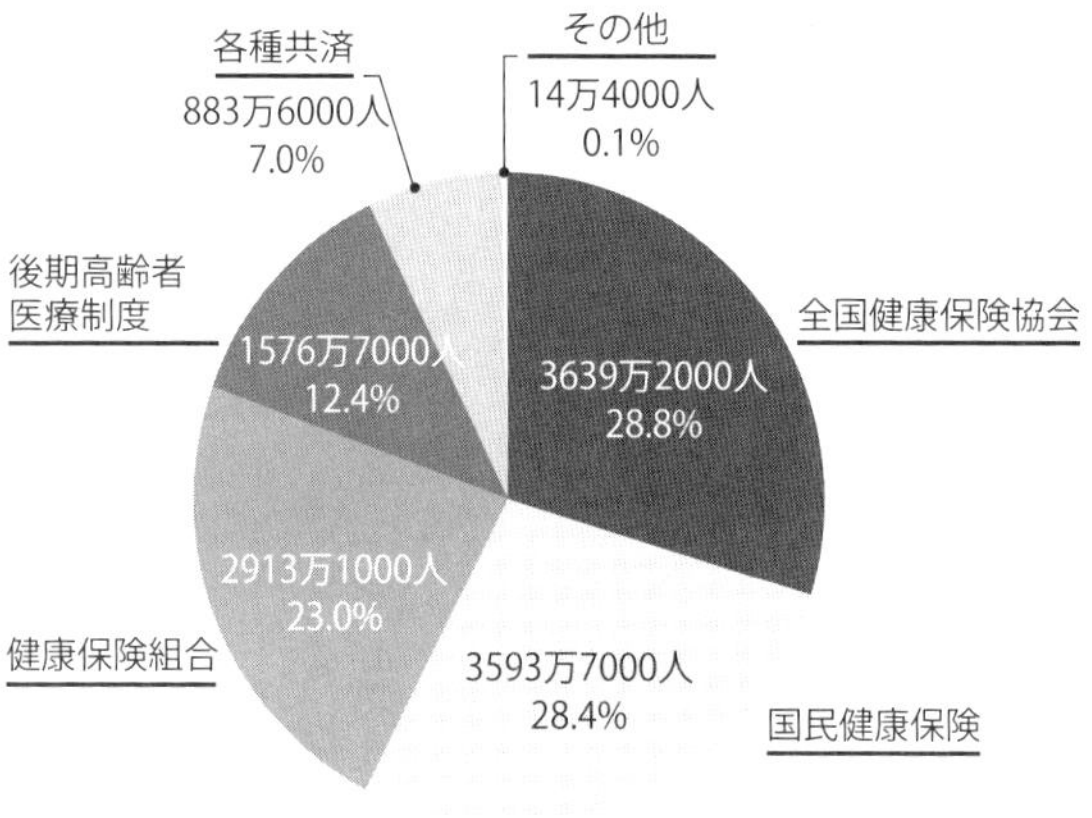

出典：2016年版厚生労働白書

療養費制度を利用したい場合は、加入している医療保険を通じて各種の申請をすることになります。

70歳未満の方で、医療費が高額になることが事前に分かっているようでしたら、**加入している健康保険から「限度額適用認定証」を発行してもらい、病院に提示すれば、窓口での支払い自体も小額で済みます。**

「高額療養費支給申請書」と「限度額適用認定申請書」は、国民健康保険、全国健康保険協会、またはご自身が加入している健康保険組合のホームページからダウンロードするか、郵送での申し込みが必要です。参考までに全国健康保険協会の様式をサンプルとして載せておきます（図1-4-2、図1-4-3）。

注意しなければならないのは、高額医療費が払い戻されるまでには手続きに数カ月かかるため、その間の入院費用などについては全額ご自身で立替払いをするという点です。負担が難しいようでしたら、**高額療養費支給見込額の８割相当額を無利子で貸付する「高額医療費貸付制度」があるので**、健康保険組合に問い合わせてください。少なくとも、このような制度を知らずに借金をしてしまうような事態は避けていただきたいと思います。

さらに、高額療養費として**払い戻しを受けた月数が年（直近12カ月間）に３カ月以上ある場合**

図 1-4-2　高額療養費支給申請書（全国健康保険協会の例）

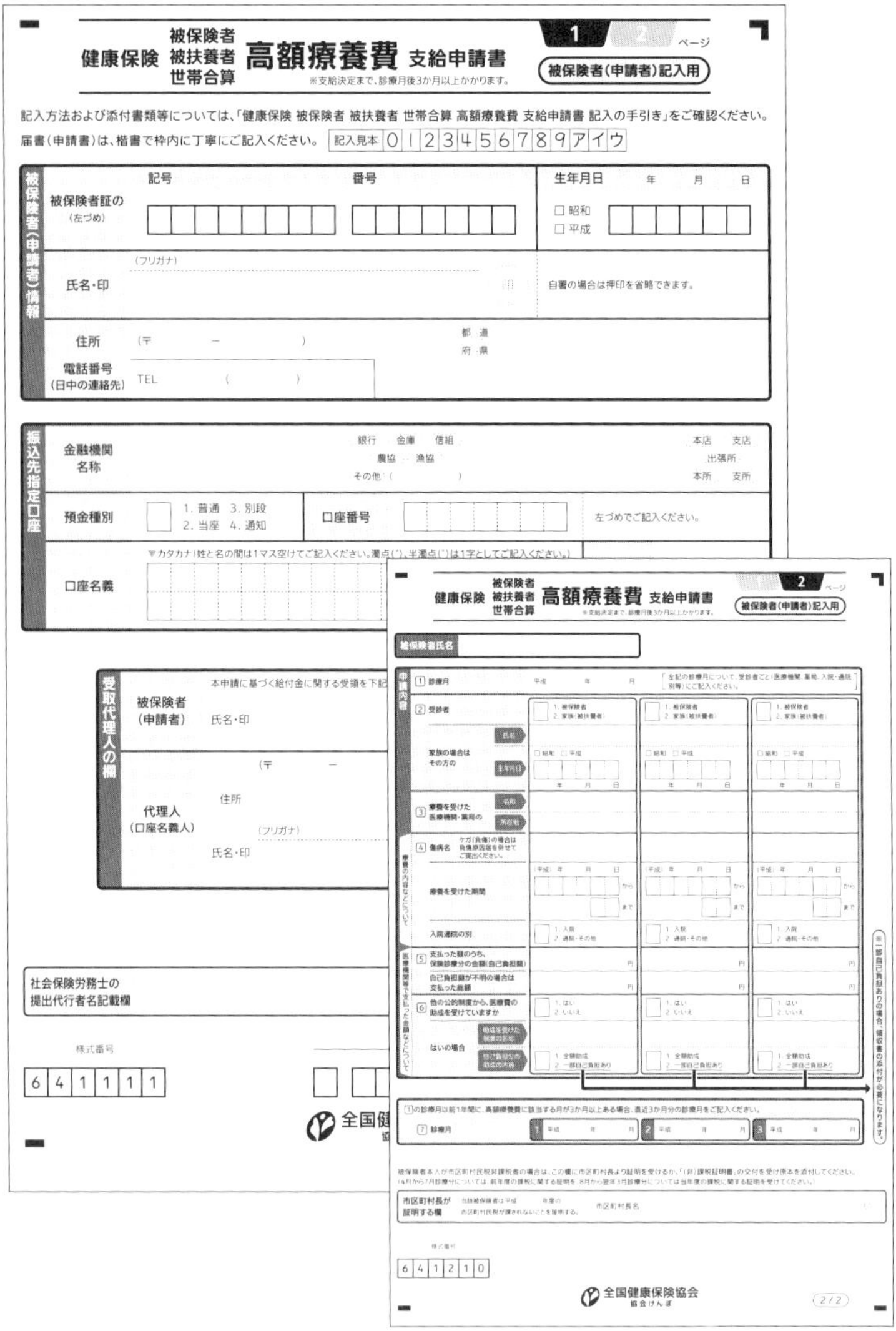

図 1-4-3 限度額適用認定申請書（全国健康保険協会の例）

健康保険 限度額適用認定 申請書　70歳未満の上位所得者・一般所得者用　（被保険者(申請者)記入用）

記入方法および添付書類等については、「健康保険 限度額適用認定 申請書 記入の手引き」をご確認ください。
届書(申請書)は、楷書で枠内に丁寧にご記入ください。　記入見本 0 1 2 3 4 5 6 7 8 9 ア イ ウ

被保険者情報	被保険者証の（左づめ）	記号 □□□□□□□□　番号 □□□□□□□	生年月日 □昭和 □平成 　年　月　日
	氏名・印	（フリガナ）　　印	自署の場合は押印を省略できます。
	住所	（〒　　－　　）　都道府県	
	電話番号（日中の連絡先）	TEL　（　　）	
認定対象者欄	療養を受ける方（被保険者の場合は記入の必要がありません。）	氏名	生年月日 □昭和 □平成 　年　月　日
	療養予定期間	平成　年　月 ～ 平成　年　月	記載が無い場合、原則受付した月の1日から1年間有効となります。
送付希望先	上記被保険者情報に記入した住所と別のところに送付を希望する場合にご記入ください。		
	住所	（〒　　－　　）　都道府県	
	電話番号（日中の連絡先）	TEL　（　　）	
	宛名		
申請代行者欄	「申請代行者欄」は、被保険者および療養を受ける方以外の方が申請する場合にご記入ください。		
	氏名・印	印	被保険者との関係
	電話番号（日中の連絡先）	TEL　（　　）	申請代行の理由 □被保険者本人が入院中で外出できないため。 □その他（　　）

※限度額適用認定証の送付先または、申請書を返戻する場合の送付先は、被保険者住所または送付を希望する住所となりますので十分ご注意ください。

上記のとおり健康保険限度額適用認定証の交付を申請します。　平成　年　月　日

(26. 7)

社会保険労務士の提出代行者名記載欄　印　　受付日付印

様式番号 2 3 0 1 1 7　　協会使用欄

全国健康保険協会 協会けんぽ　1/1

図 1-4-4　多数（回）該当高額医療費制度

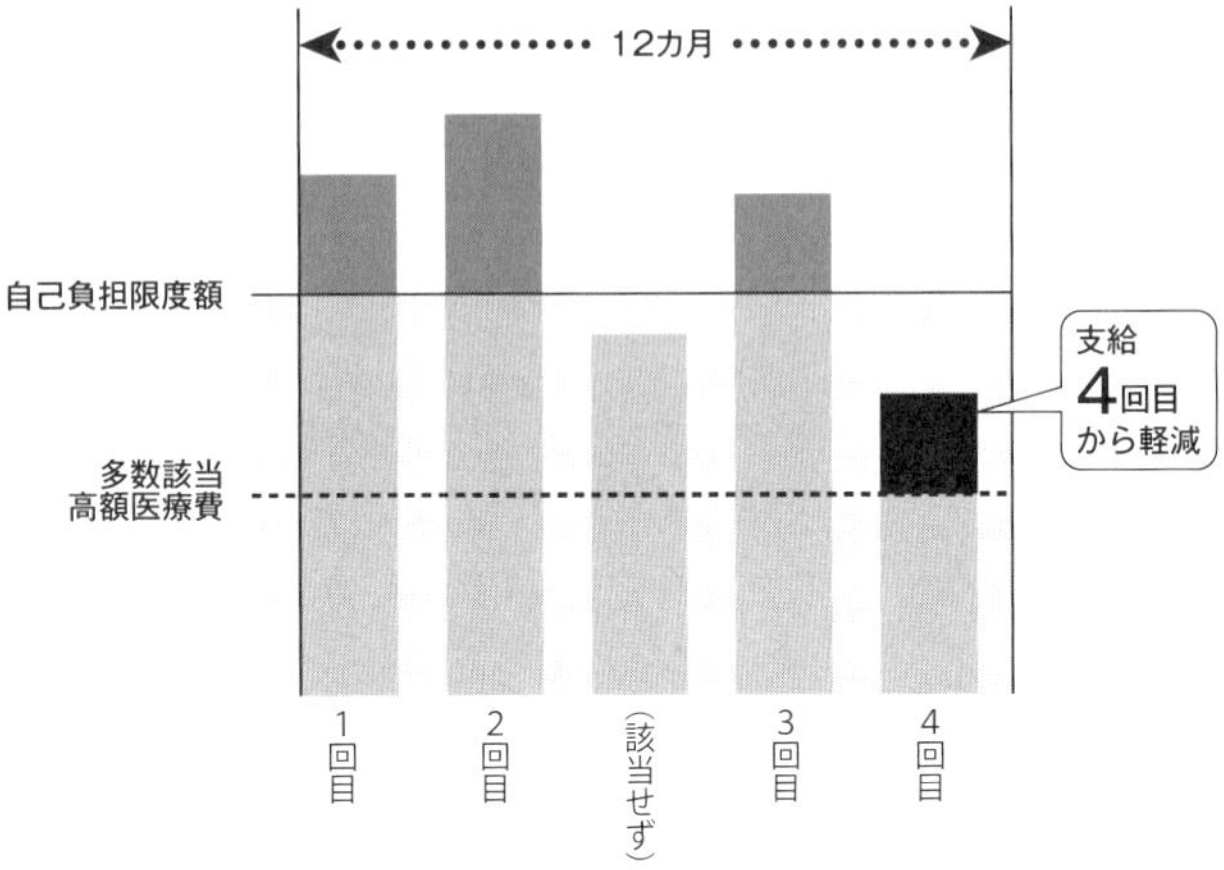

は、**「多数（回）該当高額療養費」**制度によって、**4カ月目（4回目）以降は自己負担限度額がさらに引き下げられます**（図1-4-4）。リハビリテーション病院の入院は急性期病院から通算すると数カ月に及ぶケースがありますので、この制度は助かります。

また、**次のような場合は自己負担額を世帯で合算する**ことができ、その合算した額が自己負担限度額を超えた時点で、超えた額が払い戻されます。

- 一つの世帯内で複数の人が同じ月にそれぞれ医療機関で受診した場合
- 一人が複数の医療機関で受診した場合
- 一つの医療機関で入院と外来の両方を受診した場合

生命保険の保障

多くの方が何らかの生命保険に加入していると思います。しかし、契約条件や保障内容が適切か、契約内容を正確に理解しているかと問われると、自信がないという人もいらっしゃるでしょう。それ以前に、加入している保険が複数で、全体を把握していない人もいるかもしれません。少額の掛け金や義理で入った保険などは忘れてしまいがちですし、知らないうちに家族が加入している場合などもあります。

保険料だけ支払って肝心なときにもらい損ねないよう、**どのような症状で、どれだけの保障が、いつからあるのかを、きちんと確認**してください。

私も、万一自分に何かがあっても家族が困らないようにと考えて、随分以前に契約をしたまま、見直しもせずにずっと保険料を払い続けてきました。

特に、妻の保障については、自分自身に収入があるのだから困ることはないだろうとの思いから、それほど手厚い特約を付けていたわけではありません。

一例を挙げると、一日当たり５０００円の「入院給付金」が最大１２０日分まで支払われるという特約を付けていました。入院費用全体から見れば焼石に水のような金額ですが、ゼロよりはるかにましで、長年払い続けてきた保険料を少しだけ取り戻せたことは実感しました。

この他に、わずかばかりの「手術給付金」が出ましたが、正直言ってこれまで払い込んできた保険料から考えれば、何とも情けない金額だったと思います。

とはいえ、それは結果論です。多くの特約を付ければそれだけ保険料が膨らみますから、保険の掛け方に問題があったとは思いません。

ちなみに、**生命保険によって支給された給付金は、医療費控除の対象から差し引かなければなりません**ので、この点には注意が必要です。


最近は、テレビCMなどで盛んに保険の見直しを訴えています。「持病があっても大丈夫」「重大疾病や先進医療まで保障します」「保険料が一生上がりません」など、保険会社のアピールも多種多様です。しかし、魅力的なキャッチフレーズの裏には、必ず相応の制約事項や前提条件がありますし、一社だけが格別にお得な商品を販売できるはずはないと思うのです。

年齢や家族の置かれている環境に応じて保険の契約内容を見直すことは大切だと思いますが、何が起きるか分からないからこその保険ですから、安い保険料で何が起きてもすべてを保障してくれる保険などは土台無理な話だともいえます。今回の執筆を機会に、多少保険のことも勉強しましたが、結論は変わりません。

保険会社の人には「あなたは保険のことを何も分かっていない」と叱られそうですが、いわゆる保険貧乏にならない程度の保険料で、そこそこの保障が得られればいいと思っています。

医療費控除

医療費控除とは、**1年間の医療費の合計が10万円を超えた場合に、かかった医療費の一部が所得税から控除される制度**です。診療費や治療費はもちろん、必要な医薬品の購入費、入院費や入所費、さらには通院費用、介護保険で受けたサービスの自己負担分などが控除の対象となりますから、領収書はすべて取っておきましょう。

「確定申告」をすれば税金が控除されるため、還付金が受け取れます。

Point

10 高額医療費の払い戻し制度を活用すれば、医療費の負担を軽減できる

11 加入する医療保険から「限度額適用認定証」を発行してもらえば、立替払いしなくて済む

12 「多数該当高額療養費」や「高額医療費貸付制度」など、使える制度はしっかり使う

5 「要介護認定」を受けて介護保険を利用する

皆さんが40歳以上であれば、介護保険料なるものを毎月納めているはずです。保険料は住んでいる地域や所得額などによってそれぞれ違いますが、この保険料に国や都道府県や市町村が負担する分を合わせて「介護保険」の仕組みが成り立っています。

財源が限られているわけですから、行政として介護保険を適正に運用するためには、どのような人が介護や支援サービスを受けることができるかを認定する必要があるわけです。これを「要介護認定」といいます。

要介護認定は、厚生労働省が定めている制度です。厚生労働省によれば、「介護保険制度では、寝たきりや認知症等で常時介護を必要とする状態（要介護状態）になった場合や、家事や身支度等の日常生活に支援が必要であり、特に介護予防サービスが効果的な状態（要支援状態）になった場合に、介護サービスを受けることができる」としています。要介護認定は市町村に設置される介護認定審査会において判定され、その基準については全国一律に客観的に定めら

図 1-5-1 要介護認定の流れ

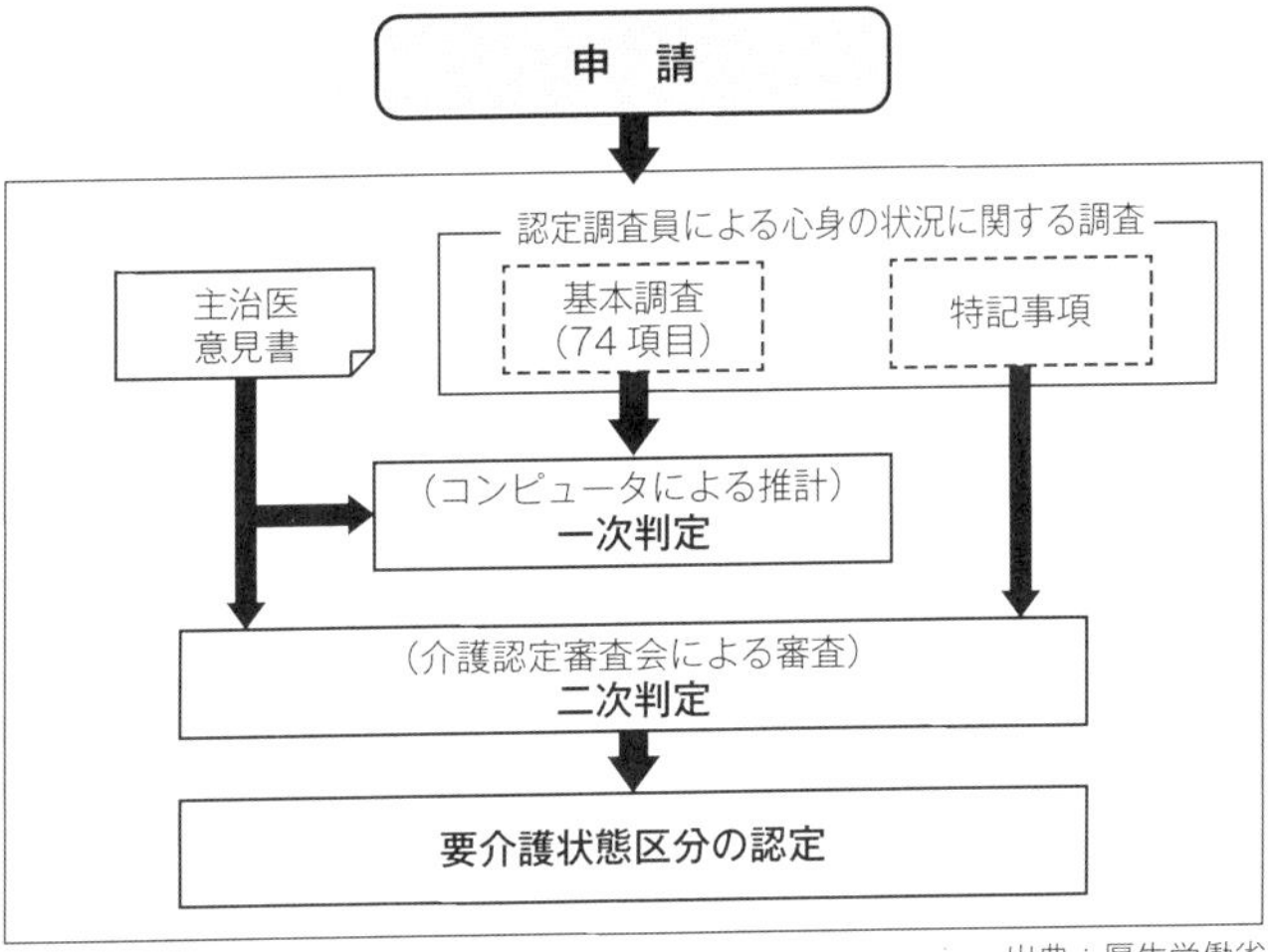

出典：厚生労働省

れています。

要介護認定の流れは、図1-5-1のとおりです。身体障害者手帳（第1章9参照）が発症してから6カ月を経過してからでないと申請できないのに対し、**要介護認定はリハビリテーション病院に入院しているときにも申請をすることができます。**

申請から認定までは30日ほどかかります。妻は、入院中に病院が申請手続きを済ませてくれたため、退院する時点で「要介護4」の認定を受けることができていました。

要介護認定を受けると、要支援の場合は介護予防サービス、要介護1〜5であれば、介護サービスが利用できます。利用するには、「介護保険被保険者証」（図1-5-2）が必要

図 1-5-2 介護保険被保険者証

（一）

介護保険被保険者証			
被保険者	番号		
	住所		
	フリガナ		
	氏名		
	生年月日	昭和　年　月　日	性別
交付年月日		平成　年　月　日	
保険者番号並びに保険者の名称及び印		1 1 1 0 0 5 さいたま市浦和区常盤6丁目4番4号 さいたま市 （浦和区）	さいたま市印

（二）

要介護状態区分等	要介護3	
認定年月日	平成　年　月　日	
認定の有効期間	平成26年　5月　1日～平成28年　4月30日	
居宅サービス等	区分支給限度基準額	
	平成26年　5月　1日～平成28年　4月30日 1月当たり　26,931 単位	
（うち種類支給限度基準額）	サービスの種類	種類支給限度基準額
認定審査会の意見及びサービスの種類の指定		

です。介護保険被保険者証は、65歳以上の人と、要介護認定を受けた40～64歳の人に交付され、訪問介護、訪問入浴介護、訪問看護、訪問リハビリテーション、居宅療養管理指導、通所介護（デイサービス）、通所リハビリテーション、短期入所生活介護（ショートステイ）、短期入所療養介護、福祉用具貸与、特定施設入所者生活介護など、さまざまなサービスを利用することができます。

ただし、サービスは無制限に受けられるわけではなく、**身体の状態に応じて「支給限度基準額」が決められています**（表1-5-1）。1点が10円に相当しますので、例えば要介護4の人は自己負担1～2割で30万8060円までのサービスを受けられます。支給限度基準額を超えても、自己負担で構わなければサービス自体を受けることは可能です。

要介護1～5の場合は、どんなサービスを、いつ、

表 1-5-1 支給限度基準額

要介護状態区分	心身の状態例	支給限度基準額（単位）
要支援 1	**【社会的支援**を要する状態】 排泄や食事はほとんど自分でできるが、身の回りの世話の一部に介助が必要。状態の維持·改善の可能性の高い方。	5,003 点
要支援 2	**【部分的な介護**を要する状態】 身の回りの世話に介助が必要で複雑な動作には支えが必要。状態の維持・改善の可能性の高い方。	10,473 点
要介護 1	**【部分的な介護**を要する状態】 身の回りの世話に介助が必要で複雑な動作には支えが必要。問題行動や理解力の低下がみられることがある。	16,692 点
要介護 2	**【軽度の介護**を要する状態】 身の回りの世話や複雑な動作や移動するときに支えが必要。問題行動や理解力の低下がみられることがある。	19,616 点
要介護 3	**【中程度の介護**を要する状態】 身の回りの世話や複雑な動作、排泄が自分ひとりではできない。いくつかの問題行動や理解力の低下がみられることがある。	26,931 点
要介護 4	**【重度の介護**を要する状態】 身の回りの世話、複雑な動作、移動することが自分ひとりではできず、排泄がほとんどできない。多くの問題行動や理解力の低下がみられることがある。	30,806 点
要介護 5	**【最重度の介護**を要する状態】 身の回りの世話や複雑な動作、移動、排泄や食事がほとんどできず、多くの問題行動や理解力の低下がみられることがある。	36,065 点

（2014 年 4 月 1 日現在、さいたま市）

図1-5-3　居宅サービス計画書（ケアプラン）

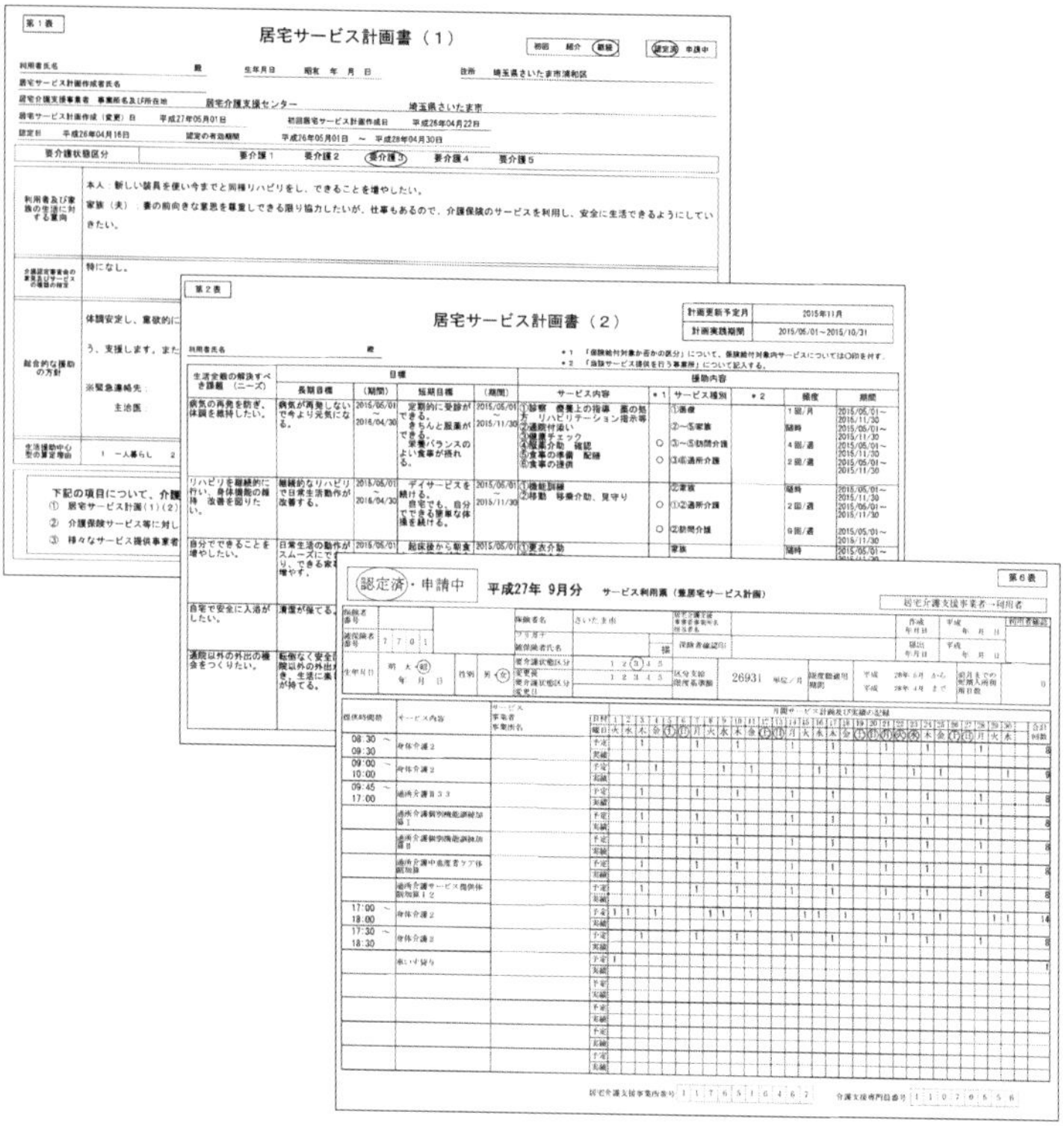

どれだけ受けるかをケアマネジャーと相談の上で「居宅サービス計画書」（通称「ケアプラン」、図1－5－3）に記入しなければなりません。ケアプランの作成自体も面倒ですが、さらに作成したケアプランを毎月役所に提出しなければならないため、通常はこれらの作業を一括してケアマネジャーに依頼します。現在は、ケアプランに係る費用は無料ですが、厚生労働省の審議会で

は、何度も有料化の案が話題に上っています。

サービスの詳細については、第2章４で紹介していますが、市町村によって多少の違いがありますので、ケアマネジャーに相談していただくのが最善です。

例えば訪問リハビリのようなサービスでは、健康保険でカバーするのか介護保険を適用するのかによって手続きや支払金額などに差が出る可能性があります。ここにすべてのパターンを網羅することはできませんが、違いがあるという事実を知っておくことは大切です。

要支援の場合は、地域包括支援センターに連絡すると、利用者に合わせた「介護予防ケアプラン」を作成してくれます。

Point

13 要介護認定を受けると、訪問介護や福祉用具レンタルなどのサービスが受けられる

14 要介護認定は、リハビリテーション病院に入院している時点で申請できる

15 要介護度は、要支援が2段階、要介護が５段階に分けられていて、各段階で支給限度基準額が決められている

6 自宅のリフォームに介護保険か障害福祉サービスが使える

住宅のリフォームについては、「厚生労働省の介護保険」と「市町村の障害福祉サービス」で同じようなサービスが受けられます。ただし、**両方を同時に受けることはできず、介護保険が優先**となるので、介護保険の対象となれば、障害福祉サービスは受けられません。

介護保険

肢体に不自由のある人が生活しやすいように、住んでいる家屋の居室・浴室・トイレなどの一部を改修する経費を補助します。

対象者▼要介護、要支援の認定を受けている人
支給額▼支給限度基準額（20万円）の9割（18万円）が上限（合計所得金額が160万円以

上など一定以上の所得がある人は、８割（16万円）が上限）

通常認められる住宅改修は次のとおりですが、市町村によって異なる場合があります。

・手すりの取り付け
・段差の解消
・滑りの防止および移動の円滑化などのための床や通路面の材料の変更
・引き戸などへの扉の取り替え
・和式便器から洋式便器などへの取り替え
・その他、前記の住宅改修に付帯して必要となる住宅改修

利用者が提出する申請書類は次のとおりです。申請書などは、役所に直接取りに行くか、ホームページからダウンロードするかのいずれも可能です。

・支給申請書
・住宅改修が必要な理由書

・工事費見積もり書
・予定している住宅改修完成後の状態が分かるもの（写真、または簡単な図を用いたもの）

リフォーム業者の選定に制限はありませんが、市町村によっては利用者の一時的な負担を軽減するために、**利用者がリフォーム業者へ自己負担割合分のみを支払い、残りの保険給付分を市町村がリフォーム業者へ支払ってくれる「受領委任払い制度」**があります。この場合は、市町村が指定した業者の中から選択しなければなりません。

障害福祉サービス

基本的な考え方は介護保険と同様ですが、支給額が異なります。世帯の課税状況によっては、対象外となる可能性があります。また、改修内容などに制限がありますので、必ず改修前に役所に相談してください。

対象者▼身体障害者手帳（赤い手帳）を持っている人で、肢体不自由1〜3級
補助額▼改修費用の3分の2（限度額30万円）

リフォームの時期と相談相手

リフォームは、リハビリテーション病院を退院するときまでに終えていないと、自宅に戻ってからの生活に支障をきたすことになりますので、見積もりや実際の工事に必要な期間を考慮して日程を決める必要があります。

この点については、リハビリテーション病院のソーシャルワーカーが中心になって相談に乗ってくれると思います。リフォーム業者に見積もりをしてもらう際は、担当の理学療法士（PT）・作業療法士（OT）にも、ぜひ同席してもらってください。どこに、どんな手すりが必要か、段差は問題ないかなどについては、プロの意見がないと判断が難しいからです。

ただし、全面的に任せてしまうと後々トラブルになりますから、自分たちも意見を述べた上で調整するのがいいでしょう。残念ながら、もともと付いている手すりと同じ材質・同じ色の材料をそろえてもらうのは現実的に難しいので、多少美観が損なわれるのは我慢するしかないと思います。少しでも安全に、生活しやすくすることを優先するべきです。

リフォーム業者も心得たもので、ちょうど支給限度基準額内に収まるようにリフォーム箇所を提案してくれます。私たちも20万円という介護保険の限度額でできる範囲でということで、以下の工事をお願いしました。

・玄関から道路まで7段ある外階段に手すりを取り付ける
・1階と2階の間の階段にもともと付いていた手すりに、追加の手すりを取り付ける
・浴室内の2カ所に取っ手を付ける
・脱衣所の浴室ドア付近と洗面所付近に取っ手を付ける

これで20万円が高いか安いかは分かりませんが、業者をじっくりと選定している時間もありませんでしたので、やむを得ないと思います。

階段や玄関の手すりはしっかりしていますし、一体成形のユニットバスの浴室内に、見た目を大きく損なわずに取っ手を取り付けてくれたことについても相応に満足しています。

Point

16 住宅のリフォームには介護保険を利用できるが、対象外の人は障害福祉サービスを利用する

17 業者の選定、工事時期の決定、見積もりなどはリハビリテーション病院の指示の下に行う

18 リフォーム箇所や改修方法の検討には、担当のPT・OTの協力や助言が不可欠

7 “転倒”には最大限の注意を払う

リハビリテーション病院の退院を約1週間後に控えたある日、自宅のリフォーム工事の仕上がり具合を確認するために一時帰宅することになりました。

リハビリテーション病院から自宅に到着し、妻を車から降ろすと、彼女を駐車場のフェンスにつかまらせて、私は駐車場に入れるべく車を少しずつバックさせていました。定位置で車を停めて、ふと左前方を見ると妻が視界から消えています。何が起きたのか、状況を把握できないままに車を飛び降り、妻がいるはずの場所に猛ダッシュしました。

何と妻は、駐車場の敷地から数センチ下がった道路にほんの少しだけ出たあたりで、地面に横たわっているではありませんか。転倒してしまったようです。

「何をやってるんだ！」

ご近所の手前ということも忘れて、思わず大きな声で怒鳴ってしまいました。当然のことですが、麻痺している左側に倒れています。

「ちょっと動いたら、つまずいちゃったの……左の膝がすっごく痛い……ごめんなさい」

「立ち上がれるか？」

「分からない」

本当は相当に痛かったはずですが、自分の失敗が原因だという思いもあったのでしょう。気丈に歩こうとする姿を見たら、わずか数センチの段差にも転倒してしまう妻が可哀想で、涙がこぼれそうになりました。

一瞬、骨折などの最悪の事態が頭をよぎりました。やっとの思いで退院にまでこぎ着けたのに、どうしてこんなことに……混乱する頭を少しでも冷静に戻そうとしますが、何をすればいいのかすぐには思い浮かびません。

肩を抱きかかえるようにしてみると、痛みはありながらも、何とか立ち上がることができました。とにかく、家に連れて帰らなければなりません。

「歩けるか？」

「うん、大丈夫」

整形外科で診てもらったところ、左膝の挫滅で全治1週間と診断されました。太ももから膝にかけて負傷した部分をしっかりと固定するために、大きなギプスを着けられた姿は、一見すると重症患者です。

リハビリテーション病院に戻ってから、随分と叱られました。主治医や担当の理学療法士（PT）・作業療法士（OT）が対策を協議するために緊急カンファレンスを行った結果、退院は予定どおり1週間後にと告げられたときは、さすがに胸をなで下ろしました。

しかし、この転倒は妻にとっても私にとっても、いい教訓になりました。**片麻痺の患者は、転倒の際に健常者とは違って受け身の姿勢を一切取れないので、腕で身体をかばうことができずに、無防備に麻痺している側の膝や肘を強打してしまいやすい**のです。

転倒する場所や転倒の仕方にもよりますが、運が悪ければ大腿骨骨折などで、一生寝たきりを余儀なくされてしまう危険さえあります。

妻と同じデイサービスに通っている方の中にも、転倒して大けがをしてしまった方や、数カ月間の入院となってしまった方が何人かいらっしゃいます。

この転倒事件の後、妻は常に細心の注意を払って絶対に転倒しないように気をつけていますし、私も少しでも危険な場所は避けるように努力をしています。

おかげさまで、その後は室内での軽い転倒が1、2回あったものの、大けがにつながるような転倒はしていません。室内なら、動く方の手でとっさにつかまる場所が近くにあることが多いので、それほどの大事故にならないかもしれませんが、それでも気をつけるに越したことはありません。

ふとした気の緩みや、これぐらいは大丈夫だと思って障害物を甘く見たときに、転倒は突然起こります。後悔しないためにも、常に頭の中に「転倒のリスク」を入れて、どんなときにも急がずに行動することが非常に重要です。

Point

19 転倒するときは、必ず麻痺している側に、まったく無防備な状態で倒れる

20 転倒すると健常者より骨折の可能性が高く、運が悪ければ寝たきりになることもある

21 絶対に転倒しない環境づくりをし、本人と家族が常に細心の注意を払う

8 「5年以内に30%」の再発を封じる

脳梗塞は再発しやすい病気で、1年以内に約10%、5年以内には約30%の人に再発する可能性があると言われています。しかも、**再発は「回数を重ねるごとに症状が重くなる」**という特徴があるそうです。

懸命にリハビリを続けている過程で、再び同じ病気を発症してしまえば、激しい絶望感に襲われることでしょうから、できる限りの再発防止策を実行することは大切だと思います。

脳梗塞の再発防止策には、大きく分けると「薬」の服用と「手術」による方法があります。

薬の服用

◆抗血小板療法

血小板が集まり血栓（血のかたまりのようなもの）ができるのを防ぎ、血管の流れを良くします。ラクナ梗塞（脳の細い血管が動脈硬化で詰まり、脳に障害が起きる）やアテローム血栓性脳梗塞（アテローム硬化性プラークの破綻による血栓の付着によって比較的太い血管が閉塞し、脳に障害が起きる）などの動脈硬化が原因で起こる脳梗塞に用いられます。

◆抗凝固療法

血液が凝固するのに関係する血漿成分の働きを抑えて塞栓（血管などをふさぐもの）ができないようにします。心原性脳塞栓（心臓にできた血栓が脳の血管まで流れて詰まり、脳に障害が起きる）などの不整脈が元で血栓が作られてしまうタイプの脳梗塞に用います。

薬はついつい飲み忘れたり、外出先に持って行くのを忘れたりしがちですが、万一再発してしまう危険を考えれば、確実に習慣化してしまうことがポイントだと思います。

脳梗塞の再発を直接防止するわけではありませんが、コレステロール値を下げる薬や、血圧の上昇を抑える薬なども、必要に応じて処方されることがあります。いずれも医師の指示に従って、自分勝手な判断で中断しないことが大切です。

コレステロールや血圧の抑制には、サプリメントも多くの種類が市販されています。サプリメントは薬ではなく食品とされているので、服用している薬との相性や影響をあまり気にしな

表 1-8-1 妻が現在処方されている薬

薬の名称	効　用
バイアスピリン錠（ジェネリック）	血液が固まるのを防いで、サラサラにすることで、血管が詰まるのを予防する
ランソプラゾール錠（ジェネリック）	胃酸の出過ぎを強く抑え、胃や十二指腸、食道の炎症を鎮める。必ず、バイアスピリン錠とコンビで服用する
アダラートCR錠	血管に作用して血管を広げ、血圧を下げたり、狭心症の発作を予防したりする
レンドルミンD錠	寝る前に服用することにより、寝つきをよくする
モーラステープ	関節や腱、筋肉などの炎症や痛みを鎮める湿布で、傷の腫れや痛みを抑える

い方も多いかもしれませんが、医師に相談する方が安心だと思います。

ご参考までに、妻が処方されている薬を載せておきます（表1－8－1）。

この他、精神的な悩みが重なったせいか、一時的に胃潰瘍に近い症状になったことがあり、胃腸科からストロカイン錠やソロン錠という胃薬を処方されていた時期がありました。

また、冬場は手足の荒れがひどかったため、ヒルドイドソフト軟膏という塗り薬を出してもらったこともあります。

正直なところ、あまり多くの種類の薬を飲ませたいとは思わないのですが、一方で完全な健康体ではないことを思うと、身体のわずかな異変にも敏感になっていたことも事実です。

表1-8-2 再発防止手術

手術の種類	手術内容
頸動脈内膜剝離術	首の頸動脈を切開し、アテローム硬化性プラーク（血管内のかたまりのようなもの）の付いた内膜のみを除去する
頸動脈ステント留置術 カテーテル手術 （脳血管内治療）	足の付け根の血管などから細い管（カテーテル）を挿入し、管の先の風船で狭窄部（狭くなっている所）を広げ、再び狭窄しないように「ステント」という網状の金属の筒を血管内に残し、血管を拡張させる。
バイパス手術	脳以外の血管（主に頭皮の血管）を脳の表面の血管とつなぎ合わせて、不足している脳血流を補う

幸いにも、近所に信頼を寄せている内科医がいますので、何でも気軽に相談するのと同時に、定期的に血液検査を受けることも心掛けています。

手術の検討

脳梗塞の再発予防の手術は、3通り（表1－8－2）ありますが、基本的には疾患によって行う手術が決まっています。

また、ラクナ梗塞であれ、アテローム血栓性脳梗塞であれ、多くの場合は脳梗塞の再発を予防するための手術は積極的には行われません。妻のような内頸動脈閉塞が原因（類もやもや病など）の患者のみが対象です。

私たちはリハビリテーション病院に入院してい

た当時から、再発防止の手術は受けた方がいいと担当の医師から強く勧められていました。

もちろん手術を受けたからといって、１００パーセント再発しないという保証が得られるわけではないことは承知していましたが、少しでもリスクを小さくしたいと願っていた私たちは、躊躇《ちゅうちょ》することなく手術を受ける決断をしました。問題は、いつ手術を受けるのかというタイミングです。医師の説明は、次のとおりでした。

「すぐに手術を受ければそれだけ早く安心はできるが、発症後6カ月という最もリハビリの効果が高い時期に数週間リハビリを中断しなければならないという欠点がある。**退院後に手術を受けるにしてもリハビリを一時中断するが、発症後6カ月以内よりは中断による後退は小さくて済む。ただし、それまでに再発してしまう可能性がゼロではない**」

私たちはほとんど迷うことなく、リハビリテーション病院を退院してからできるだけ早い時期に手術を受ける決断をしました。それは、発症してから最初の6カ月間のリハビリを重視したからです。

手術は、リハビリテーション病院で紹介状を書いてもらったJ医大病院で受けることになりました。まずは検査入院が必要だという説明を受けました。このとき診てくれたY教授は大変な人格者で、丁寧に分かりやすい説明をしてくださいました。何よりも妻に、

「私はこれまでに何百回もこの手術をしています。手術自体は、決して難しいものではありま

8
「5年以内に30％」の再発を封じる

せんし、成功率は１００％です。安心してお任せください」

と言ってくれたことは、大きな信頼感と安心感を与えてくれました。そして、再発防止手術は、「バイパス手術」で行うという説明を受けました。

本質的な問題ではありませんが、このＹ教授の素晴らしさとは裏腹に、Ｊ医大病院の対応はひどいものでした。指定された時間に病棟に行くと、まったく準備ができておらず、何と1時間半以上も待たされたのです。この時点で病人に対する気遣いがまったくないことに失望しましたが、さらに怒り心頭に発したのは、事前に左麻痺であることを伝えていたにもかかわらず、病室は完璧なまでに右麻痺患者専用だったことです。

検査入院だけでも思った以上に大変で、手術も私が予想していたより長い時間がかかりましたが、手術そのものはＹ教授の言うとおり大成功でした。ただ、集中治療室（ＩＣＵ）に入れられていた妻は、手術後のことをまったく覚えていないと言うのです。全身麻酔のせいであることは分かっていましたが、息子と二人で時間ぎりぎりまでＩＣＵにいたこともまったく知らないと言われたときは、ちょっとだけショックでした。

頭髪も一部は剃られてしまって本人は悲しんでいましたが、とにかく再発の可能性をできる限り小さくしたことで大きな安堵を得ることができました。本書を執筆している現在、発症から４年以上を経過していますが、幸い再発はしていません。

生活習慣を改める

薬や手術はもちろん再発防止に有効な方法ですが、最も大切なことは生活習慣を改めることです。このごく当たり前のことを強調しておきます。

血管が詰まらないようにする、血圧が高くならないようにする、コレステロール値が上昇しないようにする……そのために、**食事に気をつける、適度な運動をする、規則正しい生活をする、ストレスをなるべく溜めないようにする……、こうした地道な努力の積み重ねが一番効果がある**という基本に立ち戻ることが必要だと思います。

Point

22 脳梗塞は１年以内に約10％、５年以内に約30％の人が再発する可能性がある

23 再発防止には薬と手術があるが、手術の適応範囲は限られる

24 最も大切なのは、生活習慣を改めること

コラム

脳卒中をきっかけにタバコをやめる

2003年5月に施行された「健康増進法」により、受動喫煙防止と療養環境の最適化を目的に、敷地内すべてを禁煙とする病院が多くなりました。

さらに大きな病院は、日本医療機能評価機構が行う「病院機能評価」で認められないと診療報酬や研修病院の認定などに影響が出るのですが、この評価基準の一つに「敷地内禁煙であること」という項目があります。リハビリテーション病院については、

【評価の視点】○健康増進を図る立場の医療機関に相応しく、禁煙が徹底していることを評価する。

【評価の要素】●全館禁煙の方針の徹底　●患者の禁煙教育　●職員の禁煙推進

としていますので、病院内すべてが禁煙になっているはずです。

ということは、喫煙の習慣がある人も、入院期間中の数カ月間、喫煙は一切できないと考えられます。つまり、リハビリ病院は禁煙の最高のチャンスになると思うのです。しかし極めて残念なことに、退院したその日に喜び勇んで再びタバコを吸い始めた人を実際に何人も知っています。

タバコがアテローム血栓性脳梗塞の原因になることは医学的に指摘されています。時代もすでに禁煙に動いているのですから、脳卒中がいいチャンスだと思って、タバコをやめるようにご家族も応援してほしいと思います。

非喫煙者である私たちには、受動喫煙などという前に、タバコのにおいはすごく臭くて非常に迷惑です。タバコは百害あって一利なし、何のメリットもないことを分かってほしいと思います。脳卒中をきっかけにタバコをやめる人が一人でも増えてくれれば、大変うれしく思います。

9 「身体障害者手帳」をもらい、受けられるサービスを広げる

本章５で述べた要介護認定とは別の制度として、「身体障害者手帳制度」があります。「身体障害認定基準」を定めているのは要介護認定と同じく厚生労働省ですが、身体障害者手帳は「身体障害者福祉法に定める身体上の障害がある者に対して、都道府県知事、指定都市市長又は中核市市長が交付する」とされていますので、介護保険制度とは別物という理解でいいと思います。

身体障害者手帳（通称「赤い手帳」、図1－9－1）は、身体に不自由があり、その状態が身体障害者福祉法に定められている障害に該当すると認められる場合に交付されます。

身体障害者手帳は、脳卒中を発症したからといってすぐに申請できるわけではありません。障害がある程度固まってからですので、**申請には発症してから概ね6カ月以上経過している必要があります**。これは、非常に重要なポイントです。

申請から交付までは約1カ月かかります。障害の等級は、重い方から順に1級から6級ま

図 1-9-1　**身体障害者手帳（赤い手帳）**

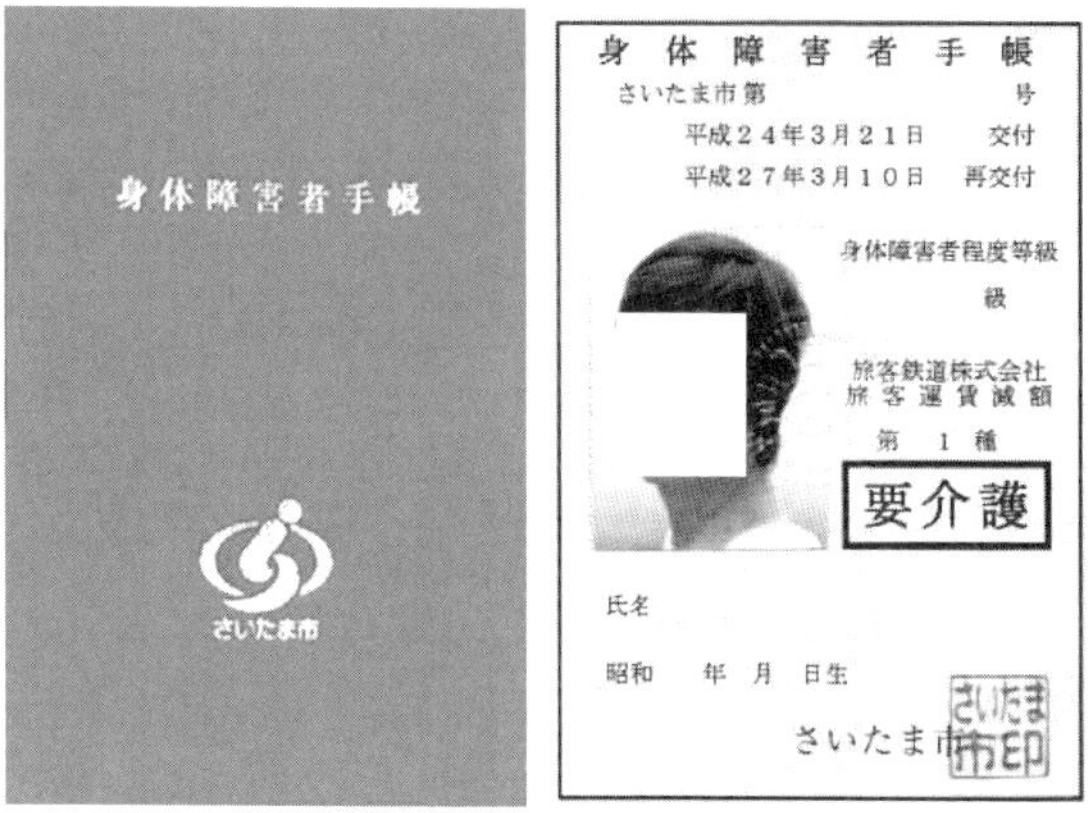

でに区分されています。妻は、退院直後の段階では1級に認定されていましたが、少しずつ回復をしてきた結果、3年後の更新では2級になりました。

赤い手帳を取得すると、市町村や民間企業が提供している福祉サービスや割引制度、例えば、福祉タクシー券、税金の控除や減免、旅客運賃の割引、有料道路の割引、携帯電話料金の割引、入場料や駐車料金の割引などを受けることができます（第2章8参照）。等級によって、受けられるサービスの種類やレベルに差がありますので、確認が必要です。

申請に必要な物は、以下のとおりです（さいたま市の場合）。

診断書▼身体障害者福祉法により認定を受けた医師が記入したもの（障害の種類により所

定の様式が異なる）

写真１枚▼タテ４センチ × ヨコ３センチ

印鑑▼ 認印可

身体障害者福祉法により認定を受けた医師を知りたいときは、役所に電話すると一覧表を郵送してくれます。相当な人数ですので、かかりつけの医師が認定医ならベストですが、そうでなければお住まいに近い所の認定医にお願いするのがいいでしょう。

診断書は有料（５０００～８０００円程度）ですが、受けられるサービスを考えるとメリットは大きいと思います。何かと便利な手帳ですので、ぜひ取得されることをお勧めします。

Point

25 身体障害者手帳を取得すると、各種の福祉サービスや割引が受けられる

26 発症してから6カ月が経過し、障害の程度が固まってからでないと申請できない

27 申請に必要な診断書は、認定医に依頼して所定の用紙に記入してもらう

10 福祉用具はレンタルと購入を使い分ける

リハビリテーション病院を退院するころになると、健常者だったときには思いもよらなかった福祉用具が必要になることがあります。

福祉用具は、介護保険を適用する場合、直接肌に触れる商品以外はレンタルが原則です。レンタル対象商品は、要介護度によって異なりますので、詳細はケアマネジャーや福祉用具の事業者に相談してください。負担額は、介護保険を適用すると月額レンタル料金の1～2割です。

なお、**レンタル対象商品を購入する場合は、介護保険が適用されません。**

レンタルできない「特定福祉用具」

一方、**肌が直接触れる商品は、原則として介護保険を適用してのレンタルができません。**利

図 1-10-1 特定福祉用具の利用者負担

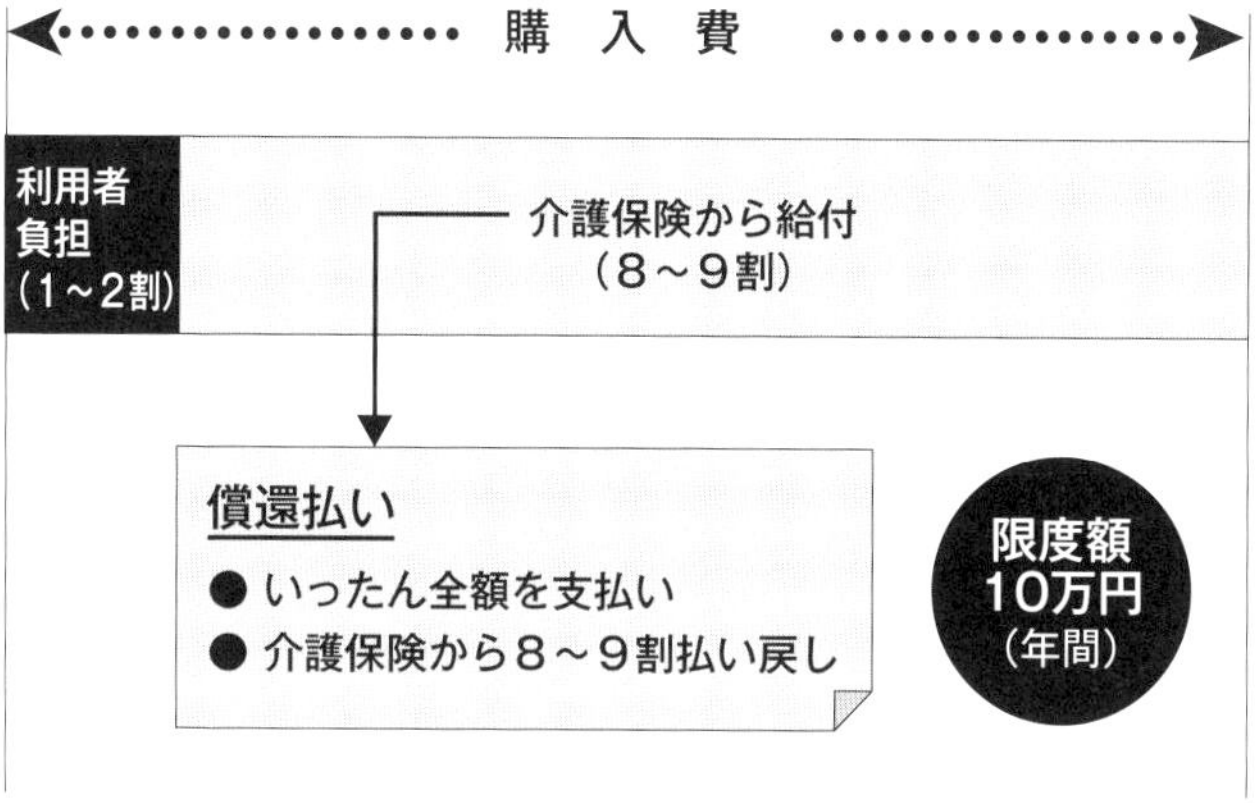

用者が全額を支払って購入した後で役所へ申請し、介護保険から８～９割分の払い戻しを受ける（償還払い）仕組みが基本になっています（図1‐10‐1）。対象は次の５品目で、これを「特定福祉用具」といいます。

腰掛便座▼和式便器の上に置いて腰掛式に変換するもの、補高便座、便座から立ち上がる際に補助できる機能を有しているもの、ポータブルトイレ

自動排泄処理装置の交換可能部品▼レシーバー、チューブ、タンクなどのうち、尿や便の経路となるもの

入浴補助用具▼入浴用椅子、浴槽用手すり、浴槽内椅子、入浴台、浴室内すのこ、浴槽内すのこ、入浴用介助ベルト

簡易浴槽▼空気式、または折りたたみ式などで、容易に移動できるもの
移動用リフトのつり具の部品▼移動用リフトに連結可能なもの

特定福祉用具は、要介護認定を受けている人が対象で、指定を受けた事業者から購入した場合に限り、保険給付の対象となります。利用限度額は、毎年4月1日から翌年3月31日までの1年間で10万円です。

福祉用具の事業者

福祉用具の事業者は、インターネットや電話帳などで探せば簡単に見つかります。分からなければ、ケアマネジャーに相談すると、事業者を幾つか紹介してもらえるはずです。

一口に福祉用具の事業者といっても、**扱っている商品にはかなりの差があり、同じ商品であっても料金に違いがある**ということも起こり得ます。そこで、複数の事業者からカタログをもらって、必要な商品を比較検討されることをお勧めします。

例えば、本書でご紹介している「ニュー4ポイントステッキ」（第1章**2**参照）や「足こぎ車椅子」（第2章**7**参照）などは、当時は非常に限られた事業者しか扱っていませんでした。

幸いにも**福祉用具の事業者については複数と契約することが可能**ですので、取り扱い事業者が少ない商品だからといって、諦める必要はまったくありません。

なにかと便利な福祉用具

福祉用具には実にいろいろな種類があります。健常者には思いが至らないものも多く、カタログを見たり、介護の先輩やケアマネジャーに紹介してもらったりして、初めて気づいたこともありました。

妻が退院直後、しばらく使っていた「補高便座」がその一つです（図1-10-2）。

図 1-10-2　補高便座

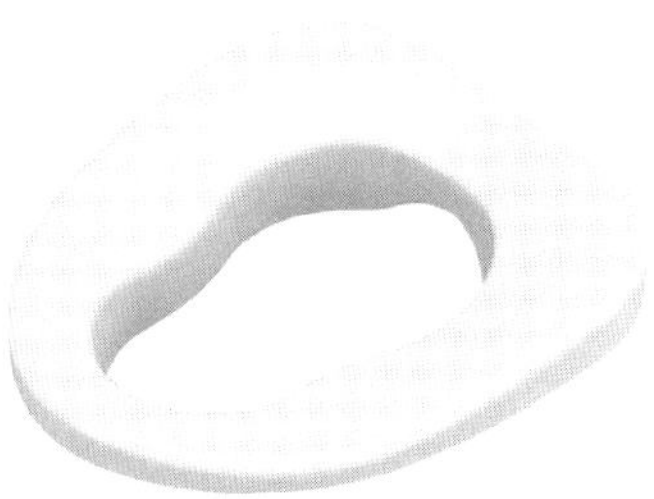

出所：パナソニック

退院直後は、麻痺していない方の足も筋力が弱っているため、低い便座から片足の力だけで立ち上がるのは思いの外、重労働です。このような用具を便座に置くことによって、立ち上がるのに楽な高さにすることができます。

わずか5〜6センチの高さですが、あるのとないのとでは大違いで、随分助かったようです。直接肌に触れる商品で、特定福祉用具に該当します。けれども当時はこの制度を知らず、ケアマネジャーも教えてくれなかったので、残念ながら全額実費で購入してしまいました。

妻にとっては、「簡易ベッド」も欠かせない用具の一つでした。寝たきりというわけではなかったので本格的な電動ベッドなどは不要でしたが、やはり一日中椅子に座っていると疲れてしまうため、横になるための簡易ベッドが必要だったのです。退院後すぐに、息子夫婦が購入してプレゼントしてくれたものを、今でも大切に使っています。

もう一つ、重要な必需品が「車椅子」です。杖を使って歩行できるようになったからといって車椅子がまったく不要になるかといえば、実はそんなことはありません。どんなに長い距離でも杖さえあれば絶対に大丈夫だと自信を持って言えるまでには、少し時間がかかるのが普通です。

最近では、誰もが自由に利用できる車椅子を常備しているスーパーや大型商業施設も増えてきましたが、全部出払っているかもしれませんし、旅行先などではそうしたサービスが不十分な場所もたくさんありますので、自分の車椅子は持っている方が安心です。

表 1-10-1 車椅子のレンタルと購入の比較

レンタル（非課税）	購入（非課税）
● 1割負担の場合、一般的な機種で月々700円程度 3年間使用すると、2万5200円 ● 定期的にメンテナンスに来てくれる	● 一般的な機種で 1万5000円～3万円 ● 壊れるまで使い続けられる ● メンテナンスは自分で行う

妻は発症後4年半を経過した現在でも、車椅子を必要とする場面があります。装具が合わなくなって長い距離を歩くことが一時的に難しくなったり（第2章2参照）、体調が悪くて自力歩行が困難になったりということが、ときどき起きるからです。

ところで、長く使う車椅子は、購入とレンタルのどちらがお得でしょうか。

車椅子は普及型から高級機種まで、仕様も価格も千差万別ですが、通常の使用方法を想定した普及機であれば、表1-10-1のとおりです。金額的な負担だけを考えると、3年以上レンタルする予定であれば、全額実費でも購入の方が安上がりになる可能性が高くなります。

ただし、**患者本人からすると、車椅子をレンタルではなく〝購入〟するという家族の行為を、一生自分の足で歩けないという恐ろしい宣告のように受け取ってしまう可能性**があります。健常者には何でもない一言が、ハンディキャップを持つ人をひどく傷つけてしまうということはあり得ることです。

介護用品は患者の気持ちも考えながら、物によってレンタルと購入をうまく使い分けることが大切です。

Point

28 介護保険の対象となる福祉用具は要介護度で決まっている

29 特定福祉用具は全額を支払って購入し、後に介護保険から8～9割が払い戻される

30 福祉用具の事業者によって扱っている商品が大きく異なるので、複数の事業者を比較する

第2章
自宅で続けるリハビリ生活 30のポイント

1 退院直後の2週間が勝負!

妻は、リハビリテーション病院を退院するときに〝卒業証書〟を授与されました（図2−1−1）。H病院が「病院らしくない病院を目指す」というコンセプトを随所で実践していることには気づいていましたが、さすがに病院で卒業証書を授与されるという経験は初めてだったので、かなり感激しました。

たかが紙一枚ですが、「長く、辛かった入院生活とも今日でお別れ」という喜びと、「さあ、これから元の世界で再び歩み始めるのだ」という覚悟を強く抱かせてくれたことは確かです。

健康保険から介護保険へ

2006年4月の診療報酬改定によって、健康保険による通院リハビリの日数制限が導入され、脳卒中では最長でも180日までしか通院できなくなりました。増加する患者に対してリ

図 2-1-1 リハビリテーション病院の「卒業証書」

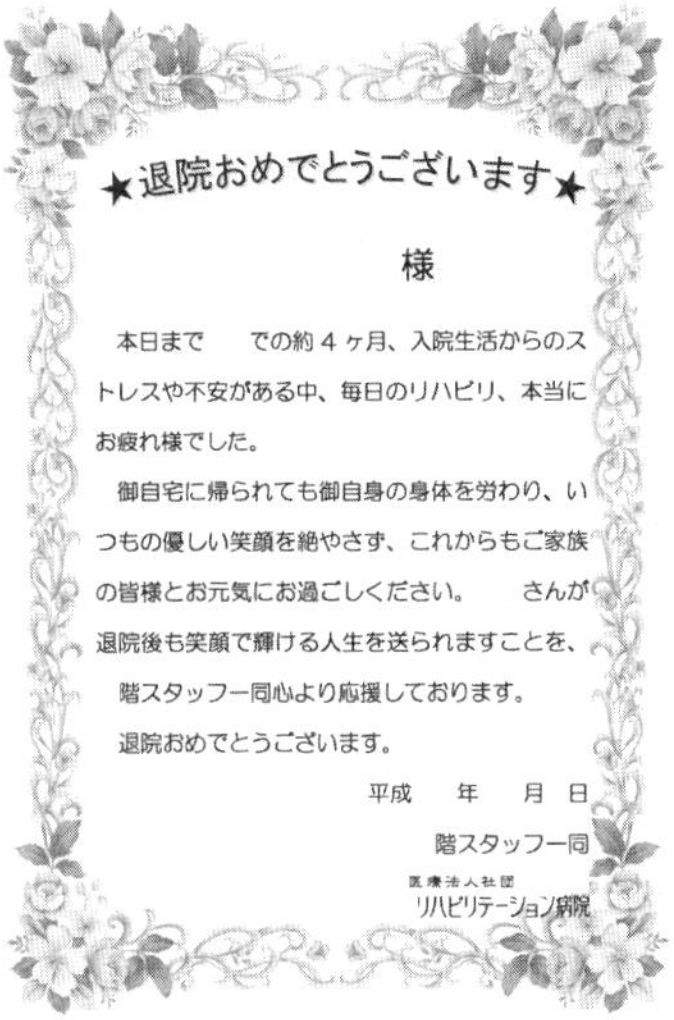
★退院おめでとうございます★

様

本日まで　での約４ヶ月、入院生活からのストレスや不安がある中、毎日のリハビリ、本当にお疲れ様でした。

御自宅に帰られても御自身の身体を労わり、いつもの優しい笑顔を絶やさず、これからもご家族の皆様とお元気にお過ごしください。　さんが退院後も笑顔で輝ける人生を送られますことを、　階スタッフ一同心より応援しております。

退院おめでとうございます。

平成　年　月　日

階スタッフ一同

医療法人社団

リハビリテーション病院

ハビリテーション病院の数には限りがありますから、やむを得ない事情であることは分かります。しかし実際には、回復が思わしくなくてリハビリを継続したいと思っている多くの患者が行き場を失ってしまう、いわゆる「リハビリ難民」の問題が深刻になりつつあるのです。

ただし、現実には180日という制限が厳格に運用されているわけではなく、臨機応変に対応されているようです。妻も少しずつリハビリの種類や回数を減らされてはいきましたが、1年以上通院を続けることができました。

健康保険による「通院リハビリ」と、介護保険による「通所リハビリ」（デイケア）を同時に受けることはできません。通院リハビリを減らされた分をデイケアで補うことはできないという点にはご注意ください。

通院リハビリができなくなった以降は、全面的に介護保険によるデイケア、または通所介護

（デイサービス）に切り替えてリハビリを続けるのが一般的です。デイケアとデイサービスについては、本章6で詳しく解説していますので、ご参照ください。

できることを整理する

リハビリテーション病院に入院している間は、医師や看護師をはじめ多くのスタッフに手厚く見守られて生活していますが、退院と同時に通常の世界に放り出されることになります。もともと、長年住んで慣れ親しんだわが家に戻ってきただけのことですが、半身が麻痺した身体で以前と同じように普通の生活をしようとするのは、想像をはるかに超えた難しい現実に直面することでした。

わが家に戻ってくるというよりも、入院中とは明らかにすべてが違う異次元の世界で、いかにして社会復帰していくかという新たな闘いが始まるのだと考える方が妥当です。そして、実生活をどう送っていくかは、退院後の最初の2週間でほぼ決まってしまうと言ってもいいのではないかと思います。

そこで、実生活にスムーズに移行するために、私たちが退院後すぐに行ったことをご紹介します。

まず、発症前には普通にしていた行動を、次の四つに分類します。

①自分一人でできること（トイレ、洗顔、化粧、薬の服用、食事、自主トレーニングなど）
②家族などの介助があればできること（洗濯、買い物、簡単な調理、通院、外食、美容院など）
③ヘルパーにお願いすること（朝夕の着替え、入浴、デイサービスに行く準備など）
④当面は諦めること（食器洗い、自転車、掃除機、複雑な調理、ゴミ出しなど）

もちろん、回復に伴って「①自分一人でできること」は少しずつ増えていきますが、退院直後の状態で一度整理するといいと思います。「④当面は諦めること」は、無念かもしれませんが、しばらくの間は不可能であるという意味であり、一生ダメだと決定するものではありません。ただ、まずはこの時点で自覚することが重要なポイントです。

一人ではできないけれども、どうしてもやらなければならないことや、やりたいことがあるときは、どうしたらいいかを家族みんなで考えてください。どうしても必要であれば、有料のサービスを頼むことになるかもしれませんし、道具や設備を購入しなければならないかもしれません。

こうして**分類することで改めて自分の状態を知り、以前とは違う生活、違う習慣が始まることを認識**できます。ここで気持ちの切り替えに失敗すると、その後の自宅におけるリハビリや通常の生活が極めて無意味なものに映ったり、すべてに対してやる気をなくしたり、精神的に悪い方向に進んでしまいます。

病院に行くだけでもドタバタの連続

次に、生活のペースや動作のスピードが発症前より格段に遅くなることを、本人はもちろん、家族も認識することです。

病院に行く例を考えてみましょう。昔は、お化粧をする、外出着に着替える、必要な物をバッグに詰める、トイレに行く、靴を履く……という一連の動作を一人でやっていましたし、それぞれの作業に何分ぐらいかかるかも大体は予測できていたはずです。

しかし、退院直後はそのほとんどが自分一人ではできません。家族の手助けがないと何も進まないことに、まずは戸惑いますし、時間が想像以上にかかることにイライラしてしまいます。

例えば、以前は20分で準備できたものが、これからは家族が手伝っても1時間以上かかるという具合に変わってしまうのです。言い換えれば、**以前の感覚で準備を始めると、予定した時**

間に間に合わないということです。ですから介助者は次のような点を考慮した上で、時間の予測をしなければなりません。

・自分の支度と介助とは同時にできないので、それだけでも丸々2倍の時間がかかる
・慣れないうちは、靴下をはかせたり、着替えを手伝ったりするのに驚くほど時間がかかる
・着替え終わってからトイレに行くなど、手順を間違えると時間の無駄が発生する
・診察券、健康保険証、医療費受給資格証、お薬手帳など、持ち物はすべて介助者が準備する
・雨が降ると、杖を突いているのと同じ手で傘を差すことができず、さらに時間がかかる

もちろん、少しずつは早くなっていきますし、時間の読みも正確になっていきますが、最初のうちは本当にドタバタの連続でした。「退院直後の最初の2週間が勝負！」というのは、こうしたことを初めて経験するからです。

公共交通機関を利用するのか、車で行くのかでも異なりますが、当時の妻はまだ電車やバスに乗る訓練を充分に受けていなかったため、車での移動が基本でした。当然のことながら、トイレの心配、道路の渋滞、駐車場の待ち時間、腰への負担など、留意点がたくさんあって何か

と気を使うものです。

これ以外にも、生活のペースや習慣が変わる事項は幾つも生じます。例えば、食事中に冷蔵庫にあるドレッシングを取るだけでも、本人は杖が必要ですから、簡単にテーブルに持ってくることができません。

それは、すなわち介助する家族が代わりに取るということです。小さなことのように思われるかもしれませんが、生活のスタイルが以前とはかなり変わることになるのです。こうしたことは経験を積み重ねることによって、お互いに慣れていきますし、自分でできることも確実に増えていきます。

それでも、特別な意識をせずごく自然に振る舞えるようになるには、やはり時間がかかることを知っておいてください。

Point

31 健康保険による脳卒中の通院リハビリは最大180日、あとは介護保険によるデイケアやデイサービスに切り替える

32 自宅に戻ってからは、以前とまったく違う生活が始まることを覚悟する

33 行動を「①一人でできる」「②介助があればできる」「③ヘルパーに頼る」「④当面は諦める」の四つに分類する

2

装具屋の技術はどこも同じではない

脳卒中のリハビリを続けている方々にとって装具は命の次に大切な道具ですが、驚いたことに装具が足に合わなくて悩んでいる人は極めて多いそうです。

人によって原因はさまざまですが、妻の場合は歩行する際に足の裏が内側に向いてしまう「内反」（図２－２－１）という症状が出ていました。

図 2-2-1　内反

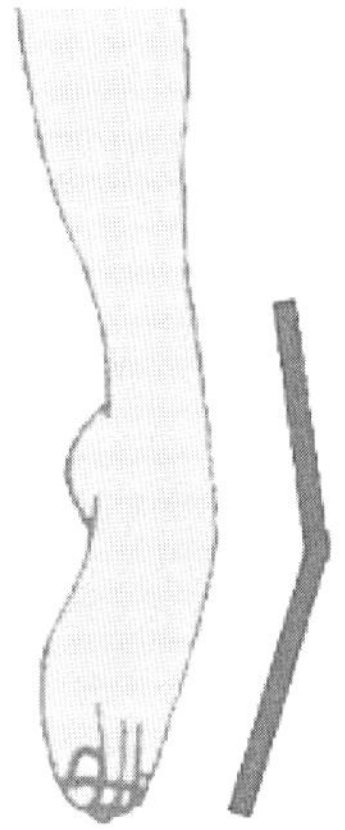

合わなくなった装具で痛みに泣いた日々

装具は、通院していたリハビリテーション病院の医師の指示に従って、病院推薦の装具屋に作ってもらいました。最初は内反がそれほど強くなかったこともあって、プラスティックタイプのゲイトソリューション（44ページ）がぴったりと足にフィットしていました。

しかし**時間の経過につれて、足の筋力が少しずつ強くなっていく一方で、内反も強くなっていったため、次第に装具が合わなくなるという問題に直面**しました。退院してから2年半が経過したときには、こうした状況を考慮してRAPS（47ページ）に替えることになりました。

RAPSは、ふくらはぎの後方にあるカーボン支柱の高さや角度をねじ1本で調整することにより、患者の能力や問題に柔軟に対応できるようになっている点が大きな特徴です。担当の装具屋は、内反を外側から支えて矯正するように支柱の角度を調整し、内反の影響を減らそうとしてくれました。

ところが結果としては、くるぶしが装具の内側の硬い部分に強く押し付けられることで、常に激しい痛みに襲われるようになり、ついにはくるぶしの皮膚が破れて出血するほどのダメージを受けてしまったのです。

歩かなければリハビリができないのに、装具が原因でこれほどの痛みに苦しまなければならないという、極めて残念な事態に家族としては憤りさえ感じました。

苦肉の策として、少しでも痛みを和らげるための緩衝材を100円ショップで大量に購入し、絆創膏で留めて何とかくるぶしを保護するという悲しい対応を半年も続けました。泣かない日がないほどの悔しい思いでした。

そんなとき、磁気治療のために通院していた脳神経外科のRさんが「栃木県の方にいい装具屋があるみたいだから、一度相談してみてはいかがですか?」と言って、一枚の名刺をくれたのです。

埼玉県南部在住の私としては、栃木県と聞いて一瞬の躊躇《ちゅうちょ》はありましたが、わらにもすがる思いで電話をして、長い時間をかけてそれまでの経緯と現状の悩みを説明しました。すると、幾つかの追加質問をされた上で、

「装具がくるぶしに当たる原因は大体分かりました。調整は充分に可能だと思いますから、いつでもいらしてください」

と言ってくれたのです。しかも、週に一度は埼玉県の病院に出張しているとのこと。自信に満ちた力強い言葉にも励まされて、即座に病院へ予約を入れたことは言うまでもありません。

まったく逆の対処で劇的に改善

本来、**装具というものは、正しい歩き方に導くための補助具でなければならず、無理やり足首を逆方向から押さえて矯正するようなやり方は間違い**だと、その装具屋の親方は説明してく

図2-2-2 正しい歩行

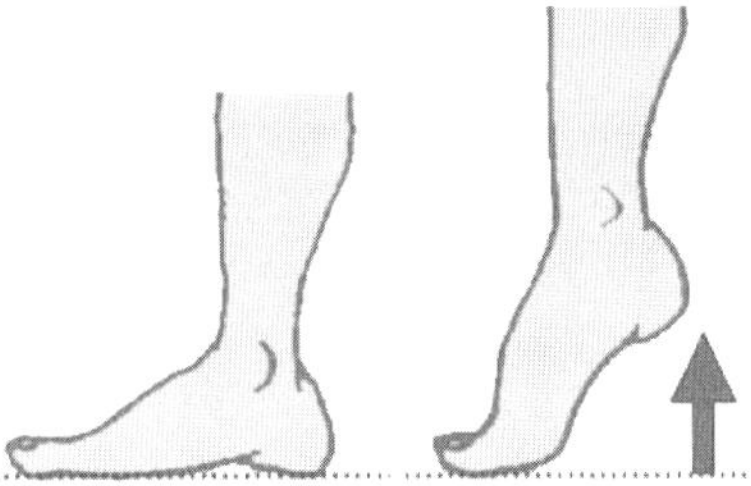

図2-2-3 内反の人の歩行

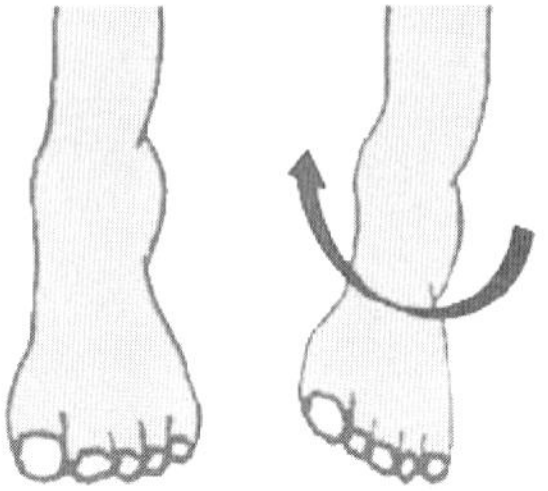

れました。

正しい歩き方とは、図2-2-2のように、かかとが地面から垂直に上がらなければいけないのですが、妻の足は図2-2-3のように足首が内側に回っていたのです。一見足首が柔らかく動いているように見えるので、上手に歩けていると錯覚していたのでした。

そこで親方は、それまでとはまったく逆の角度、すなわち内反している足首と同じ方向にカーボン支柱の角度を戻したのです。目からうろこが落ちたような気がしました。

足部のサイズも大きすぎたようです。足部に合わせて大きな靴が必要になっていたため片方の靴だけが重くて、スムーズに歩くことが難しくなっているという課題も指摘した上で、ぎりぎりまで足部を削って小さくしてくれました。

他にも、かかとの高さやベルトの具合など細かな調整をしてくれた結果、痛みがほぼなくなっただけではなく非常に歩きやすくなったと、妻は久しぶりの笑顔を浮かべました。

もちろんH病院推薦の装具屋も良かれと思ってできる限りの努力をしてくれたとは思っています。ですが、残念ながらすべての装具屋が患者に最適な調整をしてくれる技術を持っているわけではないことを知った瞬間でもありました。

装具は、前述のとおり筋力や歩き方が少しずつ変化していくことによって、最初はぴったりフィットしていても、徐々に合わなくなる可能性があります。実は親方にも、その後何度かの再調整をお願いしています。

ここで述べたことは、あくまでも妻の事例であり、装具が合わない理由は人によって異なります。一方で、私たち一般の患者が装具屋の技術や能力を的確に見抜くことはそう簡単ではありませんし、仮に分かったとしても医師の指示なく勝手に修理や調整をすることは、制度上難しいのが現実です。

それでも諦めずに腕の立つ装具屋を探し出すことは、本人にとってはもちろん、家族にとっても非常に大切だと思います。

その後、RAPSはどうしても妻の歩き方には合わないという判断から、現在はプラスティック製装具（図2-2-4）を装着しています。親方が言うには、両側を金属の支柱で支えるタイプ（図2-2-5）はねじれに強いので、妻のように内反が強い患者には最適だそうです

図 2-2-4　プラスティック短下肢装具

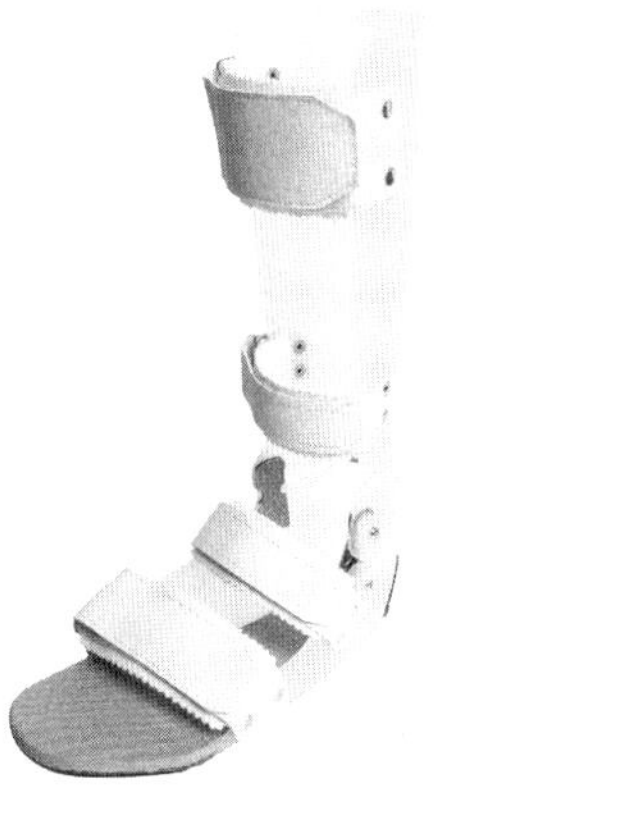

出所：(株)佐々木義肢製作所

図 2-2-5　金属支柱タイプ

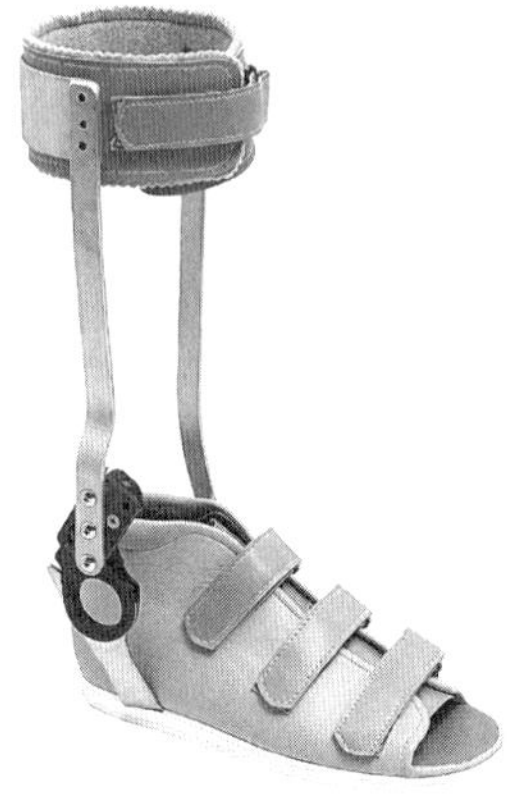

出所：パシフィックサプライ(株)

が、見た目がちょっとごつくなってしまうため女性には抵抗があるようで、妥協した結果、プラスティック製装具にしたのでした。

まだまだ装具との闘いは続くと思いますが、信頼できる装具屋と出会えたことは何よりの幸せだと思っています。

最後に、埼玉県の例ですが、どこの病院で作った、どのような装具であっても、相談に乗ってくれる病院をご紹介します（次ページInformation参照）。

埼玉県以外にも、こうした病院はきっと存在すると思います。後々のことを考えると、直接装具屋を探すよりも、いろいろなリハビリテーション病院に当たる方が正解かもしれません。

[Information]

医療法人　敬愛会　リハビリテーション天草病院
http://www.keiaikai.com
〒343-0002 埼玉県越谷市平方343-1（最寄り駅は東武伊勢崎線「武里」駅）
電話　048-974-1171（代表）
※ただし、装具に関わる相談の直通電話は次のとおり
電話　048-977-3979（12〜13時、または17時以降限定）

Point

34 リハビリが進展し筋力や歩き方が変わることで、装具が合わなくなることがある

35 すべての病院や装具屋が、最適の調整をしてくれる技術を備えているとは限らない

36 どこの病院で作った、どのような装具でも相談に乗ってくれるリハビリテーション病院がある

3 知らないと損をする「障害年金」

「障害年金」という制度があることを知ったのは、妻が退院してから3年近くもたってからでした。たまたま役所を訪れた際に、「障害年金をあきらめないで」という1枚のパンフレットを偶然目にしたことがきっかけでした。早速、ケアマネジャーに聞いてみましたが、「公的年金は自分の仕事ではないから、分かりません」と、あっさりとそっぽを向かれてしまいました。

こうなれば自分で調べるしかないと思い、インターネットでいろいろ調べてみると、障害が認定されるか否かは別として、少なくとも妻は支給要件（表2-3-1）を完璧に満たしているように思えました。NPO法人や社会保険労務士事務所などにも電話で相談してみましたが、やはり支給要件は満たしており、申請すれば障害が認められる可能性はあるという回答を得たのです。

表 2-3-1 障害年金の支給要件

1.(1) 障害基礎年金の場合は国民年金に加入している間に初診日があること（20歳前や、60歳以上65歳未満（年金に加入していない期間）で、日本国内に住んでいる間に初診日があるときも含む）
(2) 障害厚生年金の場合は厚生年金に加入している間に初診日があること
2. 一定の障害の状態にあること
3. 保険料納付要件
初診日の前日において、次のいずれかの要件を満たしていることが必要
(1) 初診日のある月の前々月までの公的年金の加入期間の2/3以上の期間について、保険料が納付または免除されていること
(2) 初診日において65歳未満であり、初診日のある月の前々月までの1年間に保険料の未納がないこと

出典：日本年金機構

障害年金とは何か

障害年金とは、病気やけがなどで働けなくなったり、日常生活が困難になったりした人に対して支払われる公的年金です。障害年金は初診日時点で加入している年金制度によって、受け取る年金が異なります。

・初診日時点で加入している制度が国民年金なら**障害基礎年金**
・初診日時点で加入している制度が厚生年金なら**障害厚生年金**

障害厚生年金の１級か２級に該当すると、障害基礎年金も同時に受給することができます。

障害基礎年金額は、老齢基礎年金と違って、加入期間にかかわらず「定額制」で、発症時点に遡っ

ての受給になります。

・1級の年額は、97万5100円（2級の1・25倍）

・2級の年額は、78万100円

障害基礎年金には、「子の加算」という制度があります。年金をもらう権利が発生した当時、生計を維持していた18歳到達年度の末日（3月31日）までの子ども、または20歳未満で障害等級1級か2級の障害者がいる場合、2人目までの子どもには一人当たり22万4500円、3人目以降の子どもには一人当たり7万4800円の加算が付きます。子の加算は障害等級「1級」と「2級」に限られます。

一方、**障害厚生年金の受給額は定額制ではなく「報酬比例」で、決められた計算式に基づいて支給**されます。

・1級が〔報酬比例の年金額〕×1・25＋〔配偶者の加給年金額（22万4500円）〕

・2級が〔報酬比例の年金額〕＋〔配偶者の加給年金額（22万4500円）〕※

・3級が〔報酬比例の年金額〕※最低保障は58万5100円

※対象者のみ

報酬比例の年金額は計算式が複雑なので、別途掲載しました（表2-3-2）。「配偶者の加

表 2-3-2 報酬比例の年金額の計算式（障害厚生年金）

報酬比例部分の年金額は、①の式によって算出した額となります。

なお、①の式によって算出した額が②の式によって算出した額を下回る場合には、②の式によって算出した額が報酬比例部分の年金額になります。

①報酬比例部分の年金額（本来水準）

$$\text{平均標準報酬月額} \times \frac{7.125}{1000} \times \text{2003 年 3 月までの被保険者期間の月額} +$$

$$\text{平均標準報酬額} \times \frac{5.481}{1000} \times \text{2003 年 4 月以降の被保険者期間の月額}$$

②報酬比例部分の年金額（従前額保障）

（従前額保障とは、1994年の水準で標準報酬を再評価し、年金額を計算したもの）

$$\left(\text{平均標準報酬月額} \times \frac{7.5}{1000} \times \text{2003 年 3 月までの被保険者期間の月額} +\right.$$

$$\left.\text{平均標準報酬額} \times \frac{5.769}{1000} \times \text{2003 年 4 月以降の被保険者期間の月額}\right)$$

× 1.000（※）

※1938年4月2日以降に生まれた方は0.998

平均標準報酬月額とは、2003年3月までの被保険者期間の計算の基礎となる各月の標準報酬月額の総額を、2003年3月までの被保険者期間の月数で除して得た額です。

平均標準報酬額とは、2003年4月以後の被保険者期間の計算の基礎となる各月の標準報酬月額と標準賞与額の総額を、2003年4月以後の被保険者期間の月数で除して得た額（賞与を含めた平均月収）です。

これらの計算にあたり、過去の標準報酬月額と標準賞与額には、最近の賃金水準や物価水準で再評価するために「再評価率」（日本年金機構のホームページで「年金額の計算に用いる数値」を参照）を乗じます。

※被保険者期間が、300月（25年）未満の場合は、300月とみなして計算します。

また、障害認定日の属する月後の被保険者期間は、年金額計算の基礎とはされません。

出典：日本年金機構

給」とは、65歳未満の配偶者がいる場合に65歳まで加算が行われる制度です。65歳以降は配偶者自身に振り替えられます（振替加算）。

障害年金の支給要件や計算方法は非常に複雑な上、法改正や計算式の改定なども行われるため、プロでも判断に迷うケースがあるといいます。ご自身で判断するのが難しい場合は、年金事務所に問い合わせてください。

ケアマネジャーも知らなかった認知度の低い「障害年金」

年金制度は、厚生労働省が定める介護保険や医療保険とは無関係の制度なので、介護保険のプロであるケアマネジャーや医療保険のプロである病院関係者は、驚いたことに障害年金についてはほとんど何も教えてくれませんでした。

ずっと後になってから気づいたことですが、リハビリテーション病院で入院手続きをする際に受け取った「各種料金表」には、確かに「障害年金診断書　5250円」（当時は消費税5%）という記述がありました。

しかし、そもそも障害年金という制度自体を知らない私がこの表を見ただけで、妻が障害年金の支給対象者であり、手続きをきちんと行えば障害年金が受け取れると読み取ることはほとんど不可能だと思うのです。

公的年金を管理している日本年金機構は、保険料の収納業務を民間事業者に委託して、相当強力に取り立てを行っているようですが、受給の案内はどうも手抜きをしているようにしか思えません。知らなければ、とにかく一円ももらえないのですから。ちなみに、私の周囲で障害年金のことを少しでも知っていたという人は皆無でした。それほど、認知度の低い制度だということです。

ばかにならない申請の費用

何とか申請に必要な書類をそろえて年金事務所に出向くと、幾つかの不備と記載内容の不整合を指摘された上に、直近の診断書が必要だと言われて初陣はあえなく敗退しました。

ご参考までに記しておくと、このとき指摘された「記載内容の不整合」とは、発症日と初診日の食い違いです。序章で書いたとおり、妻の脳梗塞は夜に発症し、病院へ行って診察を受けたのは翌日なので、発症日と初診日が1日ずれています。こうした事情を障害認定日（初診日

表 2-3-3　障害年金の申請に必要な物

年金手帳	・提出できないときは、その理由書が必要
戸籍抄本 （記載事項証明書） （謄本を添付すれば不要）	・生年月日について明らかにすることができる書類 ・受給権発生日以降で提出日から6カ月以内に交付されたもの（事後重症による請求の場合は、請求日以前1カ月以内に交付されたもの）
医師の診断書 （所定の様式あり）	・障害認定日（障害の程度の認定を行うべき日のことで、具体的には初診日から1年6カ月が経過した日）より3カ月以内のもの…（イ） ・障害認定日と年金請求日が1年以上離れている場合は、直近の診断書（年金請求日前3カ月以内の現症）も併せて必要…（ロ） ・呼吸器疾患の診断書には、レントゲンフィルムの添付が必要 ・循環器疾患の診断書には心電図のコピーの添付が必要
受診状況等証明書	・初診時の医療機関と診断書を作成した医療機関が異なる場合、初診日の確認のため…（ハ）
病歴・就労状況等申立書	・障害状態を確認するための補足資料
受取先金融機関の通帳等（本人名義）	・カナ氏名、金融機関名、支店番号、口座番号が記載された部分を含む預金通帳、またはキャッシュカード（写しも可）等 ・請求書に金融機関の証明を受けた場合は添付不要
印鑑	・認印可

※本人以外が申請するときは、「委任状」が必要。委任状の用紙は、年金事務所で入手できる。

出典：日本年金機構

から1年6カ月が経過した日）より3カ月以内の診断書（表2-3-3の（イ））を書いてもらった医師には正確に伝えなかったために、発症日と初診日が同じ日付で記載されてしまったというわけです。

それくらいいいじゃないかと思うかもしれませんが、役所では正確な情報が求められますから、当然不備として指摘されます。

以上の説明を（イ）の担当医にして診断書の不整合箇所に訂正印を押してもら

い、直近の診断書もそろえて2回戦に挑みました。今度は首尾よく書類を受理してもらうことができました。

診断書（図2-3-1）の発行は有料で、料金は病院によって違いますが、一通5000～8000円ですから、初診時（表2-3-3の（ハ））、受診状況等証明書［図2-3-2］）、障害認定日より3カ月以内（表2-3-3の（イ））、直近（表2-3-3の（ロ））の3通をそれぞれの病院に申請すると、合計で1万5000円以上掛かってしまいます。

しかも、医師法第20条によって、**診断書の発行には診断が義務づけられていて本人も行く必要がありますから**、そのための時間と交通費もばかになりません。

申請には代行サービスも利用できる

障害年金の申請には、社会保険労務士などによる代行サービスを利用することもできます。代行サービスは、相談や受給判定だけなら無料で行ってくれる所が多いようです。

その後、着手金を数万円支払い申請を代行してもらった後は、受給額の10～15％を成功報酬として支払うのが一般的です。仮に不支給になってしまえば、着手金のみで済むようです。

個人で申請するのはリスクが高いのも事実で、それには幾つかの理由があります。

図 2-3-1 診断書

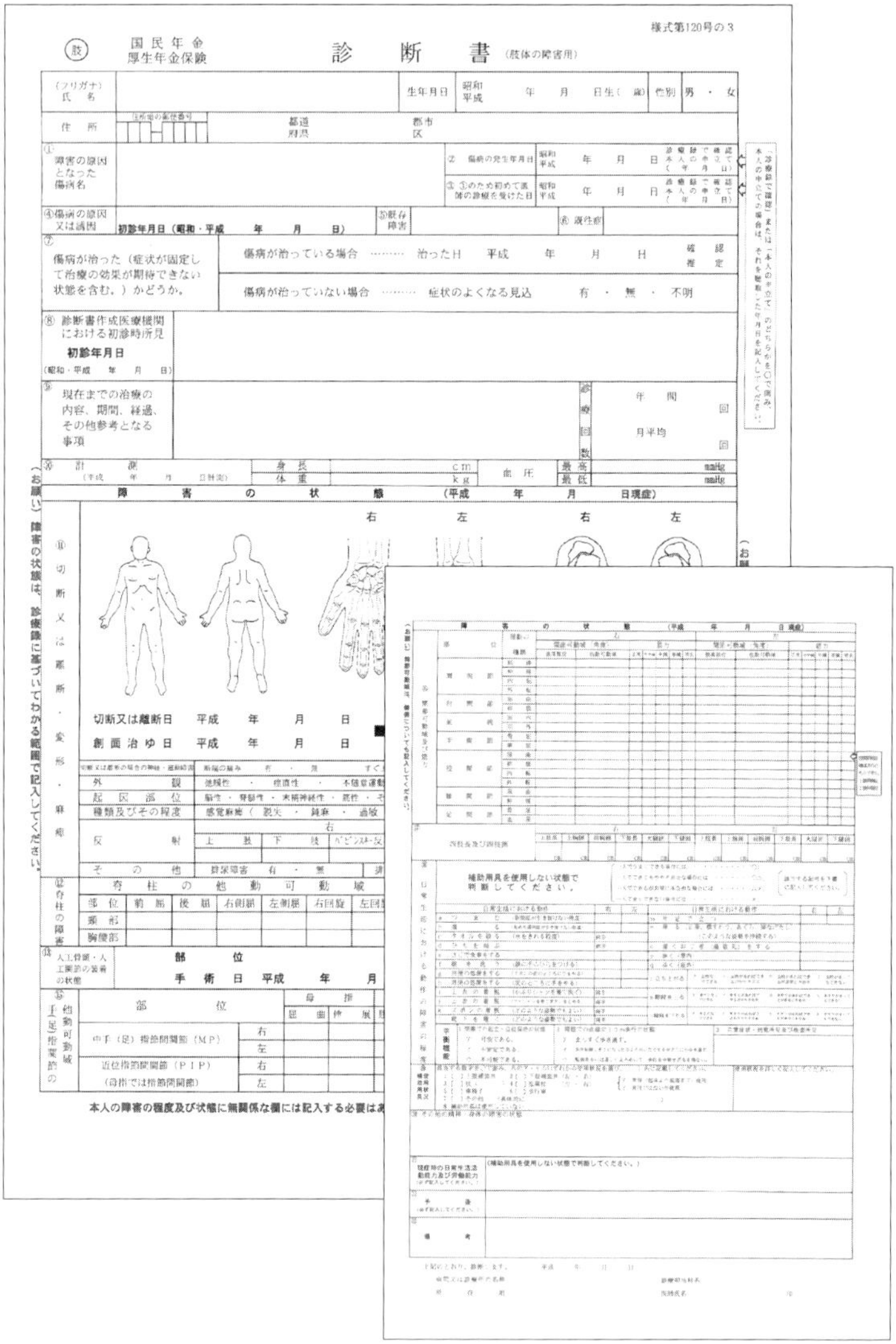
様式第120号の3
㊕ 国民年金 厚生年金保険 診断書（肢体の障害用）
（フリガナ）氏名 | 生年月日 昭和 平成 年 月 日生（ 歳） | 性別 男・女
住所 | 住所地の郵便番号 | 都道府県 | 郡市区
① 障害の原因となった傷病名
② 傷病の発生年月日 昭和 平成 年 月 日 診療録で確認 本人の申立て（ 年 月 日）
③ ①のため初めて医師の診療を受けた日 昭和 平成 年 月 日 診療録で確認 本人の申立て（ 年 月 日）
④ 傷病の原因又は誘因 初診年月日（昭和・平成 年 月 日）
⑤ 既存障害
⑥ 既往症
⑦ 傷病が治った（症状が固定して治療の効果が期待できない状態を含む。）かどうか。
傷病が治っている場合 ……… 治った日 平成 年 月 日 確認 推定
傷病が治っていない場合 ……… 症状のよくなる見込 有・無・不明
⑧ 診断書作成医療機関における初診時所見
初診年月日（昭和・平成 年 月 日）
⑨ 現在までの治療の内容、期間、経過、その他参考となる事項
診療回数 年間 回 月平均 回
⑩ 計測（平成 年 月 日計測） 身長 cm 体重 kg 血圧 最高 mmHg 最低 mmHg
障害の状態（平成 年 月 日現症）
⑪ 切断又は離断・変形・麻痺
右 左 右 左
切断又は離断日 平成 年 月 日
創面治ゆ日 平成 年 月 日
外観
起因部位
種類及びその程度 感覚麻痺（ 脱失・鈍麻・過敏
反射 上肢 下肢
その他 排尿障害 有・無
⑫ 脊柱の障害 脊柱の他動可動域
部位 前屈 後屈 右側屈 左側屈 右回旋 左回旋
頸部
胸腰部
⑬ 人工骨頭・人工関節の装着の状態 部位 手術日 平成 年 月
⑭ 手（足）指関節の他動可動域 部位 母指 屈曲 伸展
中手（足）指節間関節（MP） 右 左
近位指節間関節（PIP）（母指では指節間関節） 右 左
本人の障害の程度及び状態に無関係な欄には記入する必要はあ

図 2-3-2 受診状況等証明書

年金等の請求用

障害年金等の請求を行うとき、その障害の原因又は誘因となった傷病で初めて受診した医療機関の初診日を明らかにすることが必要です。そのために使用する証明書です。

受 診 状 況 等 証 明 書

① 氏　　　名 ＿＿＿＿＿＿＿＿

② 傷　病　名 ＿＿＿＿＿＿＿＿

③ 発 病 年 月 日　昭和・平成　　年　　月　　日

④ 傷病の原因又は誘因 ＿＿＿＿＿＿＿＿

⑤ 発病から初診までの経過

前医からの紹介状はありますか。⇒　有　　無　（有の場合はコピーの添付をお願いします。）

⑥ 初 診 年 月 日　昭和・平成　　年　　月　　日

⑦ 終 診 年 月 日　昭和・平成　　年　　月　　日

⑧ 終診時の転帰（ 治癒・転医・中止 ）

⑨ 初診から終診までの治療内容及び経過の概要

⑩ 次の該当する番号（1～4）に○印をつけてください。

複数に○をつけた場合は、それぞれに基づく記載内容の範囲がわかるように余白に記載してください。

上記の記載は　1　当時の診療録より記載したものです。

2　当時の受診受付簿、入院記録より記載したものです。

3　その他（　　　　　　　　）より記載したものです。

4　昭和・平成　　年　　月　　日の本人の申し立てによるものです。

⑪ 平成　　年　　月　　日

医療機関名　　　　　　　　　診療担当科名

所　在　地　　　　　　　　　医師氏名　　　　　　印

（提出先）日本年金機構　　　　（裏面もご覧ください。）

初診時、障害認定日、直近の3通の診断書を別々の医師が作成することが多いため、内容に整合性が取れないことがあります。私も発症日と初診日の食い違いを指摘され、訂正を求められたことは前述のとおりです。また、診断書の必要項目に医師がうっかり記入漏れをしたとしても、一般の人には分かりにくいのが実情です。

実は、私たちは診断書の作成を断られたことがあります。医師法第19条2項では、「患者から依頼があった場合には正当な事由がない限り診断書作成を拒否できない」となっていますが、私たちがかかりつけの医師に直近の診断書作成をお願いしたところ、

「私は内科医なので、脳神経外科の専門医にお願いしてください」

と言って断られてしまったのです。お忙しかったのか、面倒くさかったのか、他に理由があったのかあえて問いただすことはしませんでしたが……。

さらに、本来よりも軽い症状で書かれてしまう例もあるようですので、落とし穴はいくつもあることを知った上で臨む方がいいと思います。

妻の症状は上下肢の機能障害なので、うつ病や統合失調症などの精神障害と比べると分かりやすい症状であるという理由から、「病歴・就労状況等申立書」(図2-3-3)の記述も自分でできるだろうと判断し、私は代行サービスを使わずに自力で申請する方法を選択しました。

インターネットで調べると、「病歴・就労状況等申立書」のサンプルや書き方のポイントな

図 2-3-3 **病歴・就労状況等申立書**

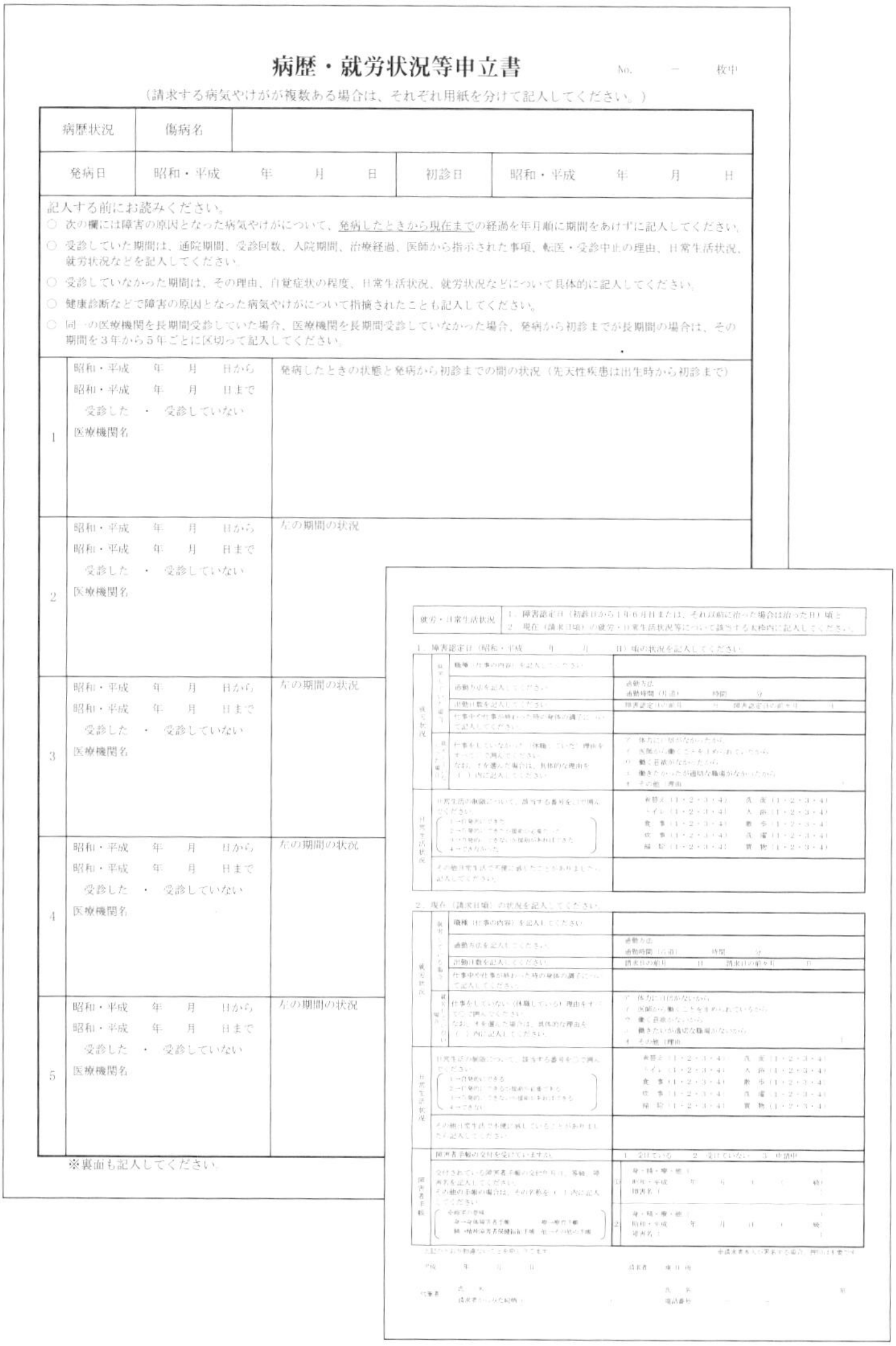

病歴・就労状況等申立書

No.　　－　　枚中

（請求する病気やけがが複数ある場合は、それぞれ用紙を分けて記入してください。）

病歴状況	傷病名				
発病日	昭和・平成　　年　　月　　日		初診日	昭和・平成　　年　　月　　日	

記入する前にお読みください。

○ 次の欄には障害の原因となった病気やけがについて、発病したときから現在までの経過を年月順に期間をあけずに記入してください。

○ 受診していた期間は、通院期間、受診回数、入院期間、治療経過、医師から指示された事項、転医・受診中止の理由、日常生活状況、就労状況などを記入してください。

○ 受診していなかった期間は、その理由、自覚症状の程度、日常生活状況、就労状況などについて具体的に記入してください。

○ 健康診断などで障害の原因となった病気やけがについて指摘されたことも記入してください。

○ 同一の医療機関を長期間受診していた場合、医療機関を長期間受診していなかった場合、発病から初診までが長期間の場合は、その期間を3年から5年ごとに区切って記入してください。

1	昭和・平成　年　月　日から 昭和・平成　年　月　日まで 受診した ・ 受診していない 医療機関名	発病したときの状態と発病から初診までの間の状況（先天性疾患は出生時から初診まで）
2	昭和・平成　年　月　日から 昭和・平成　年　月　日まで 受診した ・ 受診していない 医療機関名	左の期間の状況
3	昭和・平成　年　月　日から 昭和・平成　年　月　日まで 受診した ・ 受診していない 医療機関名	左の期間の状況
4	昭和・平成　年　月　日から 昭和・平成　年　月　日まで 受診した ・ 受診していない 医療機関名	左の期間の状況
5	昭和・平成　年　月　日から 昭和・平成　年　月　日まで 受診した ・ 受診していない 医療機関名	左の期間の状況

※裏面も記入してください。

図 2-3-4 委任状

委 任 状

日本年金機構＿＿＿＿年金事務所
街角の年金相談センター＿＿＿＿ あて

作成日	平成　　年　　月　　日

【受任者（来所される方）】

フリガナ 氏　名		委任者（ご本人） との関係	
住　所	〒　　－　　　　電話（　　　）　　－		

私は、上記の者を受任者と定め、以下の内容を委任します。

【委任者（ご本人）】

基礎年金番号	－	年金コード （年金を受けている方のみ）	
フリガナ 氏　名	※署名・押印は必ずご本人が行ってください。 印 （旧姓　　　　）	生年月日	明治 大正 昭和 平成　　年　　月　　日
住　所	〒　　－　　　　電話（　　　）　　－		
委任する内容 （必ず記入してください）	委任する事項を次の項目から選ぶか、具体的に記入してください。 1. 年金の加入期間について 2. 年金の見込額について 3. 年金の請求について 4. 各種再交付手続きについて（裏面の《来所時等の注意事項》をご確認ください） 5. 死亡に関する手続きについて（注） 6. その他（具体的に記入してください） （　　　　　　　　　　　　　　　　） ○ 年金の「加入期間」や「見込額」などの交付について A. 受任者に交付を希望する　B. 本人あて郵送を希望する （注）「5.」の場合、以下に亡くなられた方について記入してください。		

基礎年金番号		委任者（ご本人）との続柄	
氏　名		生年月日	明・大・昭・平　　年　　月　　日

※裏面の注意事項をお読みいただき、記入漏れのないようにお願いします。
なお、委任状の記入内容に不備があったり、本人確認ができない場合はご相談に応じられないことがあります。

図 2-3-5 障害年金の証書

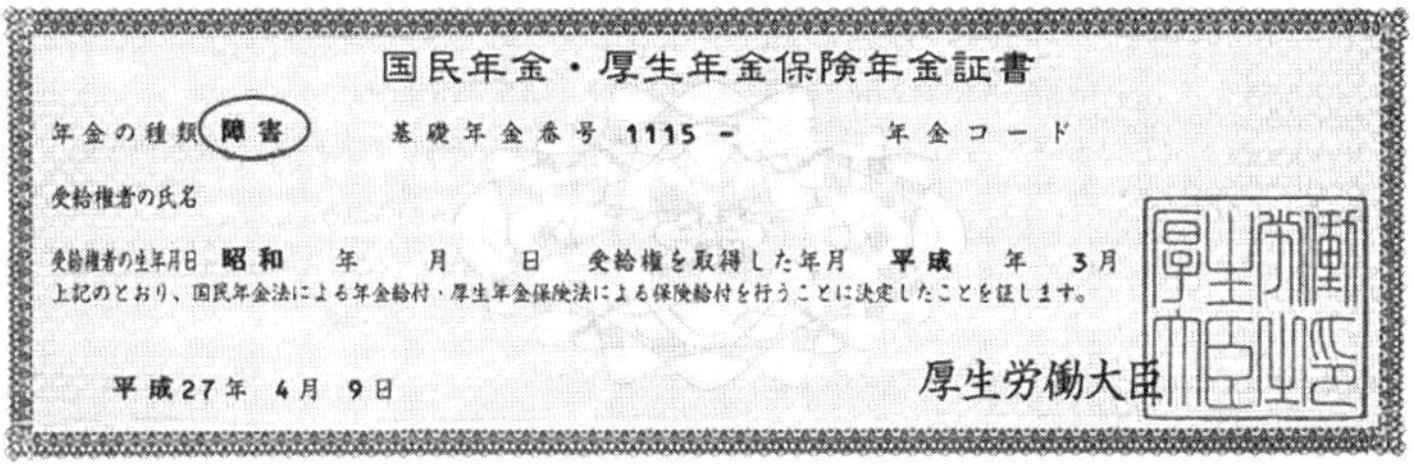

国民年金・厚生年金保険年金証書

年金の種類 障害　基礎年金番号 1115 －　年金コード

受給権者の氏名

受給権者の生年月日 昭和 年 月 日　受給権を取得した年月 平成 年 3月

上記のとおり、国民年金法による年金給付・厚生年金保険法による保険給付を行うことに決定したことを証します。

平成27年 4月 9日　厚生労働大臣

ども簡単に検索することができます。また、他の申請書類もダウンロードしてパソコンで作成できますので、随分と省力化が可能です。ただし、「病歴・就労状況等申立書」の記述は最難関で、不適切と判断されることが一番多い書類ですから注意が必要です。

代行サービスか自力申請か、どちらを選択するかはご自身で判断していただくしかありませんし、悪質な業者がいないとも限りませんが、何といっても**申請は一発勝負で、一度不支給の判定が出されると不服申し立てで覆すのは非常に難しい**ということだけは覚悟しておく方がいいでしょう。

なお、代行サービスなどを利用して代理人が申請する場合は、「委任状」（図2－3－4）が必要です。委任状の用紙は年金事務所で入手できます。

そして結果は……私たちは、障害等級「1級」の認定を受けて受給を勝ち取ることができました（図2－3－5）。

65歳以上ですでに老齢年金を受給している方は、障害年金と両方を受給することはできませんが、どちらか多い方を選択することは

できます。もし障害年金の方が金額的に大きければ、申請してみる価値はあります。

ちなみに、障害年金は非課税なので、確定申告の必要などはありません。皆さんもぜひ、諦めずに挑戦してください。

Point

37 障害年金は申請しなければ、権利があっても一円ももらえない

38 申請が難しければ、社会保険労務士などによる代行サービスを利用する

39 申請書類では「病歴・就労状況等申立書」の記述が最も難しい

4 できるだけ行政の「在宅サービス」を利用する

介護に伴う肉体的・精神的・経済的な負担を少しでも軽減するには、「行政に頼る」ことをためらうべきではありません。要介護認定（第1章5参照）を受ければ、介護保険によるさまざまなサービスが利用できます。

在宅サービス

要介護1～5であれば、「在宅サービス（居宅サービス）」（表2-4-1）が受けられます（要支援では、介護予防の在宅サービス）。

ご覧になればお分かりだと思いますが、**「在宅サービス」といっても、自宅に介護職の人などが訪ねてくる訪問タイプ、施設に行ってサービスを受ける通所タイプ、介護用具の貸与や販売**

表 2-4-1 **在宅サービス（居宅サービス）**

訪問介護（ホームヘルプサービス） ▶ 介護福祉士や訪問介護士による入浴、排泄、食事などの介護や日常生活で必要なサービス
訪問入浴介護 ▶ 居宅を訪問して、持参した浴槽による入浴介護
訪問看護 ▶ 主治医の指示で看護師などが居宅を訪問して行う療養に係る世話や診療の補助
訪問リハビリテーション ▶ 主治医の指示でリハビリ専門職が居宅を訪問して行うリハビリ
居宅療養管理指導 ▶ 病院や診療所または薬局の医師などによる療養上の管理および指導
通所介護（デイサービス） ▶ デイサービスセンターなどで提供する介護や機能訓練など
通所リハビリテーション（デイケア） ▶ 医師の指示で介護老人保健施設などで提供するリハビリなど
療養通所介護 ▶ 常時看護師の観察が必要な重度要介護者などに提供する介護や機能訓練
短期入所生活介護（ショートステイ） ▶ 特別養護老人ホームなどに短期間入所して行われる介護や機能訓練
短期入所療養介護 ▶ 介護老人保健施設などに短期間入所して医学的な管理の下に行われる介護や機能訓練、医療など
特定施設入居者生活介護 ▶ 有料老人ホームなどの入所者を対象とした、施設が定めた計画に基づくサービス
福祉用具貸与 ▶ 適切な福祉用具を選定するための援助や福祉用具の貸与
特定福祉用具販売 ▶ 特定福祉用具の購入

など、さまざまなものがあります。

なお、これらがすべて無制限に利用できるわけではありません。要介護度に応じて利用限度額も違うからです。何を重視するかは各ご家庭で事情が異なるでしょう。**ご家族の中で、主に介助を担当する人の意見も取り入れた上で、優先順位を決めることが大切**です。

また、仮にサービスの提供を希望したとしても、居住地の周辺には該当する施設がなかったり、空きがなかったりということも考えられますから、柔軟な対応が必要です。

訪問介護サービスを利用するときの注意点

表2-4-1の筆頭にある「訪問介護（ホームヘルプサービス）」は、利用者が自宅で日常生活を送れるように、ヘルパーが自宅まで来て生活をサポートしてくれるサービスです。わが家もそうですが、利用する方は多いと思いますので、この訪問介護に関する注意点を述べておきます。

訪問介護サービスは基本的に介護保険で利用できますが、対象外の項目もあります。

表2-4-2は、さいたま市で利用できるサービスの例です。具体的に個々の項目についてサービスが提供されるかどうかの判断は、ヘルパーとのトラブルを避けるためにも、ケアマネジャーや地域包括支援センターの保健師などに相談することをお勧めします。

介護保険で対象外となる訪問介護サービスの例は表2－4－3のとおりですが、これ以外は何でも頼めるわけではありません。特に「利用者以外のための家事」という項目にはご注意ください。

例えば、表2－4－2の生活援助の中に「掃除」という項目がありますが、**利用者だけが使用する居室や寝室であれば〝可〟ですが、他の家族も利用するリビングルームやダイニングルームの掃除は〝不可〟**という意味です。

洗濯についても同様で、利用者のみが使った衣服やタオルの洗濯は依頼することができますが、他の家族の洗濯物を含むようだと、お願いできません。他の家族の靴下が一足だけ交じっていたら絶対に洗濯しないというほど厳格な運用ではないと思いますが、良識を持った依頼をしないと、本来の介護保険の趣旨に反してしまうということは理解しておくべきです。

サービス提供責任者とは

訪問介護事業所と契約をすると「サービス提供責任者」（通称「**サ責**」）という人物が登場してきます。利用者にとってもさまざまな関わりがありますので、どのような存在なのかは知っておくといいでしょう。

表 2-4-2　訪問介護の内容とサービス費用一覧（さいたま市の例）

分　類	内　容	時　間	サービス費用（利用者負担）※1割負担の場合
身体介護	食事の介助、清拭や入浴の介助、排泄の介助、身体整容・洗面の介助、着替えの介助や体位変換、服薬の介助、通院・外出の介助	20分未満	1819円（182円）
		20分～30分	2717円（272円）
		30分～1時間	4301円（431円）
		1時間～1時間30分	6248円（625円）
生活援助	洗濯、ベッドメイク、衣服の整理・補修、掃除、生活必需品の買い物・薬の受け取り、食事の準備や調理	20分～45分	2033円（204円）
		45分以上	2514円（252円）
通院等の乗降介助	タクシー代は別途必要	1回	1070円（107円）

※上記のいずれについても早朝・夜間・深夜などは加算がある
要支援の場合は、上記とは異なる

表 2-4-3　介護保険の対象外となる訪問介護サービス（さいたま市の例）

・来客の応接（お茶や食事の手配など）	・留守番
・自家用車の洗車や清掃	・室内外の家屋の修理
・金銭・貴重品の取り扱い	・ペットの世話
・草むしりや花木の手入れ	・家具や電気器具等の移動・修繕
・利用者以外のための家事	・医療行為

表 2-4-4　サービス提供責任者とは

仕事内容	・ケアマネジャーが作成したケアプランに基づいて、具体的にどのような訪問介護サービスを行うのか計画を策定する ・ヘルパーのまとめ役として、個々のヘルパーに対して具体的な介護サービスの指示を行う ・ヘルパーから利用者の情報を収集し、利用者の状態を把握する ・その他、申込受付、介護保険サービス管理、利用者からの相談受付など、さまざまな業務を行う
配置基準	・介護サービス利用者 40 人ごとに、サ責 1 人を配置しなければならない
条　件	次のいずれかの条件を満たしていること ・介護福祉士、看護師、准看護師、保健師のいずれかの資格を取得している ・実務者研修を修了している ・2013 年 3 月末日までに、ホームヘルパー 1 級を取得している ・2013 年 3 月末日までに、介護職員基礎研修を修了している ・介護職員初任者研修（旧ホームヘルパー 2 級）＋実務経験 3 年以上（介護報酬▲ 10%）

2015 年 12 月現在

簡単に言うとヘルパーの中のリーダー的な存在で、ケアマネジャーや利用者との間に立って、適切な介護サービスが提供されるように調整する役割を担う人のことです（表2-4-4）。

加算事業所の不思議

訪問介護事業所に係る「特定事業所加算」という制度について説明します。これは、**一定の要件を満たしている訪問介護事業所であれば、通常の介護報酬に対して10%、または20%の加算（上乗せ）ができる制度**です。

加算事業所であることはケアマネジャーが利用者に伝える決まりですから、知らないうちに加算されているということはありません。しかし、私たちもそうでしたが、加算事業所しか空きがありませんと言われると他に選択肢がないので、本当に利用者の立場を考えた制度なのかは少々疑問です。

加算ができる一定の要件とは、「研修計画を策定し、実施しなければならない」「すべてのヘルパーに対し、健康診断を実施しなければならない」など、納得できる項目がある一方で、次のような項目もあります。

・ヘルパーの総数のうち、介護福祉士の占める割合が3割以上、または介護福祉士、実務者研修修了者、介護職員基礎研修課程修了者、および1級課程修了者の占める割合が5割以上であること

・すべてのサービス提供責任者が介護に関する実務経験を3年以上有する介護福祉士、または5年以上有する実務者研修修了者、もしくは介護職員基礎研修課程修了者、もしくは1級課程修了者であること

これらの条項を見ると、資格取得者（特に介護福祉士）を極めて重視している姿勢がうかがわれます。一方で、実際に訪問するヘルパーがこれらの資格保有者であるか否かは一切問わず、誰が来ても加算できるという不思議な制度になっています。

私の経験上、ヘルパーの人柄や気配りの度合い、介助の技術などは資格とはまったく関係なく、ヘルパー個人の資質と経験とやる気に依存するものだと思っています。

介護福祉士は確かに取得が簡単ではない資格かもしれませんが、利用者の満足度にはほとんど影響を与えないことは明らかです。介護関係者が勉強をすることは否定しませんし、資格取得者の給与を上げることにも反対はしません。しかし、資格取得者が多い事業所なら、どのヘルパーが来ても介護報酬が高いという理屈は、利用者側からすれば納得し難い制度に思えます。

Point

40 介護保険で利用できる在宅サービスを調べて、できるだけ活用する

41 訪問介護サービスには制約があり、対象外の事項がある

42 加算事業所に認定されると、無条件に介護報酬が加算される

コラム

ときどき出会う残念な人たち

近年、ハンディキャップを持つ人たちへの人々の配慮や設備の整備は、一昔前と比べると格段に進歩したと感じています。その多くが、設備を提供している事業者や地方公共団体の皆さんによるお気遣いの賜物ですから、ただ好意に甘えるだけではなく、感謝の気持ちを持ち続けたいと思っています。

しかし残念なことに、こうした貴重な設備やありがたい配慮を、健常者が平気な顔で使っている場面に遭遇してしまうことがあります。

最も多い例は、車椅子専用の駐車スペースに健常者が平然と車を停めていることです。ドアが開いた瞬間に、家族が元気よく飛び出してきて、全員が猛ダッシュでお店に入っていく光景を見ると、とても悲しい気持ちになります。誰がどう見ても健常者にしか思えない親たちが、自ら進んでこのようなマナー違反をしていれば、子どもたちの教育にも良くないのではと言いたくなります。

車椅子マークの付いたトイレや優先席などでも、同じようなマナー違反は何度も目にしてしまいます。もちろん、違法行為ではないのですから、何かを言うつもりはありませんし、車椅子を押しているからといって、自分がすべて優先だなどと横柄な態度を取るつもりも毛頭ありません。

それでも、車椅子だからこそ、あるいは片麻痺だからこそ、少しだけ広いスペースが必要だったり、手すりがあると助かったりすることを、皆さんに理解していただければ嬉しいと思います。

万一自分が不自由な身体になれば分かるのかもしれませんが、日本人の美徳としての思いやりやおもてなしの気持ちで、ハンディキャップを持つ人に対する優しさや気遣いを忘れずにいてほしいと願ってやみません。

5 ケアマネジャーやヘルパーとは割り切って付き合う

要介護認定1～5で在宅サービス（本章4参照）を受けるときは、図2－5－1のような流れになります。

さまざまな在宅サービスを利用するようになると、いろいろなスタッフと付き合うことになります。いわゆる「ケアマネさん」や「ヘルパーさん」とも大きく接点をもつことになります。

まずは、それぞれの役割を知っておきましょう。

介護支援専門員（ケアマネジャー）

介護保険の利用に関わる幅広い知識を持ち、

・介護に関わるさまざまな相談

・ケアプラン（介護サービス計画）の作成

図 2-5-1　在宅で介護サービスを利用する際の流れ

1　ケアマネジャー（介護支援専門員）を選択

- ケアマネジャーは居宅介護支援事業所に所属している
- ケアマネジャーの事業者名簿は市役所にある
- 地域包括支援センターに相談することもできる
- 知り合いのケアマネジャーと直接契約することもできる

2　ケアプラン（介護サービス計画）を作成

- 身体の状態や介護の状況等をケアマネジャーと相談する
- どんなサービスがどれくらい必要かを一緒に考える
- ケアマネジャーは、ケアプランを作成する

3　サービスを利用

- サービスを利用する際は、サービス提供事業者と契約する
- 介護保険を適用すれば、介護費用の１～２割負担で利用できる
- ケアプランは毎月見直しを行い、サービス内容の変更ができる

・介護サービス利用の支援

などを行う資格を持った専門家のことをケアマネジャーといいます。ケアマネジャーは「居宅介護支援事業所」に所属しています。

介護関係者に聞くと、**生活の質を向上させて、真の自立を実現できるかどうかはケアマネジャー次第**だと言います。

ケアマネジャーの最も重要な役割は、介護保険のサービスを利用する人が一日も早く自立した生活を送るために、どのようなサービスをどのような方法で、どれくらいの頻度で利用するのが最善かを親身になって考えて、真剣に話し合いをすることです。

少なくとも、どうすれば介護保険の支給限度基準額内に抑えられるかを考えることが最重要ではありません。また、何でもかんでも

「訪問サービス」にして利用者を自宅に引きこもらせるようなアドバイスをすべきでもありません。

ケアプランは利用者と真剣な話し合いをした結果として作成されるものであり、毎月のケアプランを作成すること自体が仕事では絶対にないのです。

けれどもケアマネジャーの中には、不勉強で専門的な知識があまりない人や、決められた最低限の仕事しかしない人もいるようです。関係者から話を聞く限り、ケアマネジャーとしての質が必ずしも満足できるレベルにない人もいるように感じます。いろいろと腹の立つこともあるけれど、代わりの人はそう簡単には見つからないので、仕方なく我慢しているというケースは珍しくないようです。

ケアマネジャーは交代できる

残念ながら、ケアマネジャーの選択に当たって、事業者名簿でケアマネジャーの一覧を見ても、どんな人物かはまったく分かりません。書類選考をすることも現実的には困難です。知り合いやご近所で介護サービスを利用している人がいれば、直接評判を聞くのがいいかもしれません。

すでにヘルパーやデイサービスを利用しているのであれば、ケアマネジャーについても何らかの情報を持っている可能性がありますから、何も知らずにケアマネジャーを選ぶよりはずっといいでしょう。けれども、それも簡単ではないと思います。

現実的には**ケアマネジャーとしての契約を交わしてから、何カ月間かで仕事ぶりや相性を見た上で判断する**しかありません。そして、どうしても合わなければ交代するしかないのが実情です。介護の仕事に携わる人たちの人数が圧倒的に不足している現状では、相性の合う人を望むのは難しいと思いますが、やはり人間関係ですから、どうしてもダメだと感じれば交代をお願いするしかありません。

実を言いますと私たちも、現在のケアマネジャーが4年半で4人目です。1人目は、あまりにも杓子定規に「規則、規則」と言う人で、私たちが悩んでいることや困っていることについて相談に乗ってくれるというよりも、「あれはダメです、それはできません」という〝ダメ出し〟しかしない人だったので、あるときにもうこれ以上は無理だと判断しました。

2人目の人は、私たちが契約解除をしたというよりも、訪問介護事業所（ヘルパーが所属している事務所）の変更がきっかけで突如やめられてしまったというのが正確です。あるとき、新しい訪問介護事業所が設立されて、当時妻がお世話になっていたヘルパーのうち数人が、その新しい事業所に移籍することになりました。

妻にしてみれば、当然慣れているヘルパーの方がいいので、訪問介護事業所の変更をケアマネジャーに相談しました。彼女がそれまでの訪問介護事業所とどんな関係にあったのか知りませんが、なぜか、

「そんな不義理なことをするのなら私はケアマネジャーを降ります」

と突然言われたのです。ケアマネジャーよりヘルパーを優先した私たちの決断が正しかったかどうかは別にして、実に後味の悪い交代劇となりました。

介護業界とケアマネジャーの役割

終章でご紹介する作業療法士（ＯＴ）の茂木有希子さんは、介護サービスの業界とケアマネジャーの役割について、次のように語っています。

「介護ビジネスは、現場の人たちが薄給にもかかわらず大変な苦労をされている一方で、経営という視点から見ると、それほど難しい資格が必要ではなく、背後に国や地方公共団体の法律や保証があるために、確実に儲かる仕事として新規参入が相次いでいるのが実態です」

他の介護関係者からも、「困っている人を何としても支援したいという志がなく、単に利益だ

けを求めて異業種からポンと参入してきたような業者は少なくない」と何度も耳にしました。

こうした質の悪い業者に騙されないためにも、ケアマネジャーの存在は非常に重要です。ケアマネジャーは本来、鋭い「眼力」を持ち、施設や業者の適性を的確に見抜く存在でなければならないと思うのです。

しかし、最近では施設や事業者の実態をよく知らず、調査も見学もせずに、最低限度の仕事しかしないケアマネジャーも多く、本当に親身になって考えてくれるケアマネジャーを見つけることは難しい課題だと思います。

茂木さんによれば、

「ケアマネジャー次第でその後の人生が変わる」

とのこと。私たちも少なからず心当たりがあるだけに、心に沁みるひと言でした。

訪問介護員（ヘルパー）

訪問介護員（ホームヘルパー、または単にヘルパー）とは、サービスを利用する人の自宅を訪問し、食事、排泄、入浴などの介助（身体介護・生活援助）を通じ、利用者の生活を支えるサービスを提供する仕事に就く人たちを指します。

介護保険適用の訪問介護に従事している人は、介護福祉士の資格者や介護職員初任者研修・実務者研修を修了している専門職です。

なお、2013年度まで実施されていた「訪問介護員養成研修（ホームヘルパー1級、2級）」、および「介護職員基礎研修」修了者も「介護職員初任者研修課程」修了と同等に見なされ、引き続き訪問介護員として従事することができます。

ヘルパーとも4年半の間には残念ながら何度かトラブルがありました。どこのお宅でもトラブルは付き物なのか、私たちだけが特別なのかは分かりませんが、お風呂や着替えなど、狭い空間で一定の時間、利用者と共に過ごす仕事だけに、ヘルパーというのはケアマネジャーよりも人間関係が難しい場面があるのかもしれません。

そんな中で、私たちに起きた出来事を簡単にご紹介します。そのときまで2年以上もお世話になっていたヘルパーのKさんは、よく気が利くし、いつも明るくて、笑いの絶えない素晴らしい人でした。それだけに、まさかあのような最悪のトラブルが起きるとは想像もしていませんでした。

それは、妻から「Kさんが、最近来るたびに私が通うデイサービスの悪口を言うのが不快」という話をたびたび聞くようになっていたことがきっかけです。

一度や二度なら単なる愚痴で済ませたところですが、Kさんが来るたびに何度も繰り返されたので、私はKさんの会社の責任者Hさんに連絡して、デイサービスの悪口を言うのは控えてほしいとお願いをしました。

ところが翌日の夜、Kさんご本人から私に電話があり、「そんなことは言っていない」と激しい口調で抗議をされたのです。そしてその日以来、Kさんがうちにヘルパーとして入ることは二度とありませんでした。さらに数日後には責任者Hさんが来て、

「今後、Kは担当から外します。他の曜日も人のやりくりがつかなくなったので、来月から当社は木・金の入浴介助だけにさせてください」

と言われたのです。クレームというほどではなく、軽くお願いの電話をしただけなのに、Kさんの対応は何が起きたのか自分の耳を疑うようなものでした。ヘルパーとして以前に、人としていかがなものかと思いましたが、もう来ないという人に対してはどうにもしようがありません。結局は、他の訪問介護事業所に新しいヘルパーをお願いせざるを得ませんでした。

ヘルパーの世界は特に人材不足で、どこの事業所もスタッフの確保には常に悩んでいるという話を耳にします。先日もニュース番組で、ニューハーフのヘルパーという話題が取り上げられていました。ニューハーフの人たちは、水商売や風俗以外の職業に就くのが難しく、人手不

足が深刻な介護業界とは思惑が一致する貴重な人材なのだと紹介されていました。

私はヘルパー全般に不満があるわけでは決してなく、たまたま運悪く発生したトラブルをここで取り上げただけで、むしろ多くのヘルパーには深く感謝しています。

土・日には私自身が入浴の介助をしていますので、ヘルパーの仕事の大変さはよく理解しているつもりですし、祝日も休まずに来てくれる姿勢には本当に頭が下がります。

それだけに、Kさんのことは返す返すも残念で仕方がありません。もう二度と元に戻ることはないでしょうが、彼女が今後も素晴らしいヘルパーとして仕事を続けてくれればいいと陰ながら願っています。

Point

43 ケアマネジャーは、生活の質を向上させ、自立する方法を一緒に考えてくれる人

44 利益しか考えていない介護サービス事業者には要注意

45 ケアマネジャーやヘルパーとは、立ち入りすぎた深い付き合いをしない

6 すべての在宅サービスを、訪問介護で済ませない

本章4では、できるだけ在宅サービスを利用するようにお勧めしました。ただし、介護保険で受けられるすべてを「訪問介護サービス」に費やすことはお勧めしません。

最近は「在宅」を重視するあまり、とにかく介護保険の支給限度基準額いっぱいまですべてを訪問介護サービスで済ませようとする傾向が強いという話を、介護関係者から聞いたことがあります。

訪問介護、訪問リハビリ、訪問看護、訪問入浴介護……。これらは、もしかすると患者を社会と断絶させて、引きこもりを生んでしまうかもしれません。そうなっては、「自立支援」という介護保険の最も重要な目的を忘れた本末転倒な結果が生じるのではないでしょうか。

行政の「在宅サービス」には、施設に日帰りで通うタイプもあるので、訪問介護サービスと組み合わせて利用するのがいいと思います。

「デイケア」と「デイサービス」

妻もまた一人で家に引きこもってしまうことは精神的にも肉体的にも望ましくなく、とにかく外に出て積極的に人と交わる機会を増やせば、新しい出会いから何かが得られるかもしれないと考えて、退院後1年ほどしたころに1日コースの「デイサービス」（通所介護）に通うことを決めました。

デイサービスとよく似た名前の「デイケア」（通所リハビリテーション）との違いは表2－6－1のとおりですが、これから利用しようと思っている方にとっては、この表だけでは少々分かりにくいと思いますので、少し説明を加えておきます。

まず、両者には、医療系サービスか、福祉系サービスかの違いがあります。

デイケアは医療系サービスで、病院や診療所、老人保健施設などの医療施設を利用して、医師の指示の下に機能訓練などのリハビリが行われます。医師はリハビリテーション科や脳神経外科の専門医である必要はなく、何科の医師でも構いません。医師が管理している分、料金はデイケアの方が高くなります。

一方、デイサービスは福祉系サービスで、老人ホームなどの福祉施設を利用して、日常生活の介助や支援、機能回復のための訓練やレクリエーションが中心に行われます。デイサービス

表 2-6-1 デイケアとデイサービスの違い

デイケア（通所リハビリテーション）	デイサービス（通所介護）
・医療系サービス ・医師の指示で、PT、OT、ST などのいずれかが、必要なリハビリテーションを行う ・食事や入浴などのサービスを提供	・福祉系サービス ・PT、OT、ST、看護職員、柔道整復師、あん摩マッサージ指圧師などのいずれかが、個別機能訓練計画に基づいて機能訓練を行う ・食事や入浴、レクリエーションなどのサービスを提供

2015 年 12 月現在

でも、理学療法士（ＰＴ）・作業療法士（ＯＴ）・言語聴覚士（ＳＴ）などが常駐して機能訓練を行っている施設はたくさんあります。しかも、ＰＴ・ＯＴが利用者の主治医と連携して計画やプログラムを決める施設も増えているので、デイケアとの区別はますますつきにくくなっています。

「リハビリテーション」と「個別機能訓練」

世界保健機関（ＷＨＯ）によると、リハビリテーションとは、「能力低下やその状態を改善し、障害者の社会的統合を達成するためのあらゆる手段を含んでいる。リハビリテーションは障害者が環境に適応するための訓練を行うばかりでなく、障害者の社会的統合を促す全体として環境や社会に手を加えることも目的とする。そして、障害者自身・家族・そして彼らの住んでいる地域社会が、リハビリテーションに関するサービスの計画と実行に関わり合わなければならない」と定義されています。

ＷＨＯの定義を読む限り、医師はどこにも登場しないのですが、日本においては医師の指示に基づかない訓練は（医学的）リハビリテーションと呼ぶことができません。

「理学療法士及び作業療法士法」（２０１４年6月4日改正）では、「『ＰＴやＯＴは診療の補助』として、理学療法や作業療法を行うことができる」と記述されており、医師の指示の下でのみ実施することができます。

しかし、それでは現実に多くの人々のニーズに応えることが難しいため、ＰＴ・ＯＴが独自に施設をつくったり、デイサービスでＰＴ・ＯＴを機能訓練士として配置したりすることが認められ、加算という料金の上乗せができる仕組みになったのです。

デイサービスのパンフレットや入所案内に、リハビリテーションではなく「個別機能訓練」と書かれていることがあります。言葉にとらわれるのではなく、施設にどのような資格を持ったスタッフが何人ぐらい配置されているか、「訓練」とはその中の誰がどのようなことをやってくれるのかを確認することが大切です。何をしてほしいのか希望を明確に伝えた上で、本人に合う施設かどうかを判断するのがいいと思います。

デイサービスを選ぶ基準は人それぞれ

デイサービスは介護保険が適用されるので、要介護度によって決められた点数内（第1章5［表1－5－1］参照）という制約はありますが、週に2、3日通うことは充分に可能です。費用は、食事代なども合わせた自己負担分が一日2000円前後です。食事代やおやつ・飲み物代を除く自己負担分は、医療費控除の対象になりますので、領収書は必ず保存してください。

近年はデイサービスの種類も数も大幅に増えましたが、それぞれに特色や目的が違いますので、私たちは何カ所かを見学した上で、以下のチェックポイントを重視して決めました。

・PT・OTが常駐して、個別機能訓練を行う
・自宅までの送迎がある
・認知症の方を受け入れない（差別しているのではなく、訓練の目的が違うため）

風呂の有無や食事について気にされる方も多いと聞きますが、風呂は自宅で訓練できるので私たちはあまり重視しませんでした。また、マシンを使った筋力トレーニングや歩行訓練を中

心とする半日コースのデイサービスもたくさんありますが、数カ月試した結果としては、あまり良好な結果が得られなかったこともあり、このような施設は選択肢から外しました。

どのような施設が適しているかには個人差がありますし、施設だけではなく人間関係も少なからず影響しますので、一概にこんな場所がお勧めですとは言えません。体験入所や見学だけでは分からないことも多いと思いますが、逆に**やめるのはいつでもできますから、試行錯誤を覚悟の上で何カ所かを試してみる**のもいいかもしれません。

デイサービスというと、最初はお年寄りの方々の単なる集いの場だと思っていましたが、同じ境遇の人たちとの触れ合いを通じて、妻は多くのことを学ばせていただいているようです。同じ境遇の良き友だちもでき、デイサービスに行った日は、夕食の席で私にいろいろな話を聞かせてくれます。一度もお会いしたことはありませんが、名前だけはしっかりと刻み込まれている皆さんに感謝しています。

Point

46 デイケアは医師の指示の下にリハビリテーションを行う施設で、加算料金が上乗せされる

47 デイサービスでもPT・OTなどが常駐する所は多いので、訓練の内容を確認する

48 デイサービスでの飲食代を除く自己負担分は、医療費控除になるので領収書を取っておく

コラム

「利用者さん」という呼び方

介護サービスを利用している人やその家族のことを、介護関係者の多くが「利用者さん」と呼んでいます。介護に関わる制度や法律には「利用者」という用語があちこちに登場しますから、それをそのまま使っているだけで、特に深い意味はないのでしょう。

介護サービスを受けている身として、大変な作業をイヤな顔ひとつせずこなしてくれる関係者の皆さんに感謝の気持ちを忘れたことはありません。

しかし一方で、私たちが料金をきちんと支払っていることもまた事実です。１～２割の負担ですが、それは国の制度で、不正をしているわけではありません。だとすれば、「お客さま」と呼ぶべきではないかと私は思うのです。「利用者さん」という言い方に、「うちの施設やサービスを利用させてあげている」というような、やや上から目線の印象を受けてしまうのは私だけでしょうか。

NTTがかつて日本電信電話公社だったころは、お客さまを「加入者」と呼び、JRがかつて日本国有鉄道だったころは、お客さまを「利用者」と呼んでいました。両社とも民営化を機に「お客さま」と呼ぶように改めたのです。国土交通省によると、「国鉄末期には、1兆円を超える赤字を計上していたが、JR7社で2005年度には約5000億円の経常黒字となった」とか。もちろん呼び方を変えたことだけが黒字になった理由ではありませんが、職員の意識を変えたという意味では大きな転換点だったように思います。

介護業界は国営企業でも公社でもなく、いうなれば単なる民間企業です。介護保険という制度に基づく規制業種というだけです（NTT、JRは今でも変わらず規制業種です）。ご自分たちの組織の内部では利用者と呼んでも一向に構いませんが、本人やその家族に向かって「利用者」と呼ぶのはそろそろやめ、「お客さま」と改めるべきではないかと思います。

7 新しい療法や医療機器にも挑戦してみる

脳卒中の後遺症から少しでも早い回復を果たすには、リハビリが重要であることはもちろんですが、それ以外にも誰かが「いい」という方法があれば何でも試してみようと思っていました。患者本人の適性もありますし、脳のダメージを受けた箇所やダメージの度合いによって、どれほどの効果があるかに個人差があることは分かっていますが、何もしなければ何も変わらないこともまた事実だと思ったからです。

iPS細胞が画期的に進歩して脳神経が再生するような日はいずれ訪れるかもしれませんが、少なくとも現在の医学では壊死してしまった脳神経を一気に元に戻すことはできません。**わずかであっても早期の回復に役立つ可能性があれば試してみるという姿勢が大切**なのだと信じています。

以下に妻がトライした、療法や機器をご紹介します。効果があることを保証するものではありませんので、あくまでも参考としてお読みください。

磁気刺激療法

リハビリテーション病院を退院した次の年、わが家に来ているヘルパーから耳よりな情報を入手しました。利用者の一人が、おちあい脳クリニックという脳神経外科に通って磁気刺激療法という治療を続けたところ、脳卒中の後遺症が随分と回復してきているというのです。

早速行ってみることにしたのは言うまでもありません。それは、8月の猛烈に暑い日だったのを覚えています。初めておちあい脳クリニックを訪れたのは、たまたまお盆休み直前の土曜日だったため、患者が大勢診察を待っていて、待合室に入りきれないほどの大混雑になっていました。朝から行ったにもかかわらず、診察が始まったのは何と午後2時半でしたから、その混雑ぶりが想像できると思います。

ＭＲＩ検査が終わって診察が始まり、磁気刺激療法を希望している旨を伝えたところ、治療法についての説明を受けた上で早速試すことになりました。

正しくは経頭蓋磁気刺激療法《けいとうがいじきしげきりょうほう》（rTMS：repetitive Transcranial Magnetic Stimulation）といいます。磁気パルスを用いて、頭皮上から脳表を刺激する装置（図2-7-1）で、頭皮／頭髪に当てた「8の字」コイルから刺激を与える治療法で、連続刺激も可能です。そして、以下の

図2-7-1 rTMS

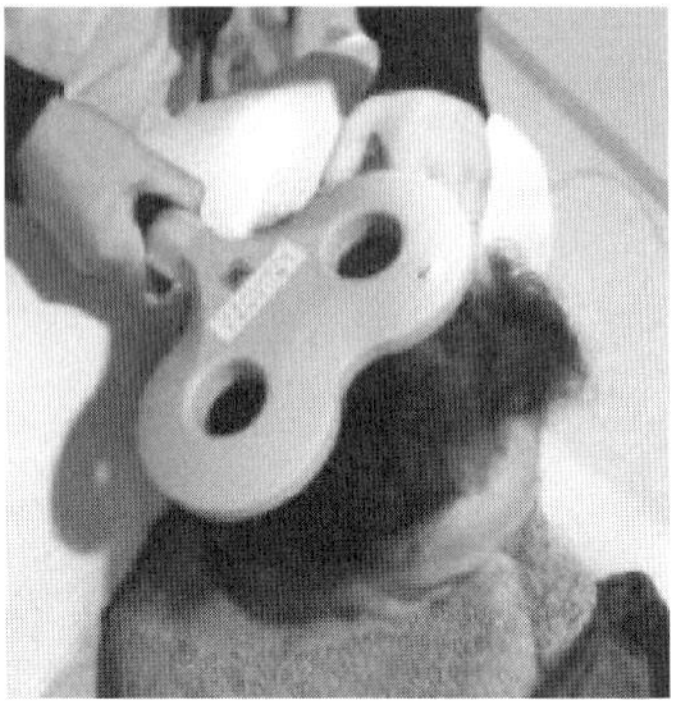

出所：おちあい脳クリニック

特徴があります。

・麻酔は用いない
・痛みはない
・着替えの必要はない
・入院の必要がなく外来で行う

治療が始まると「カチカチ、カチカチ」というかなり大きな音がします。強弱はコントロールが可能で、自分に合う強さにしてもらうことができます。一回につき、概ね20分間の施術です。

なお、健康保険の適用についてはややこしい問題があるようですので、まずは医師とよく相談していただければと思います。

低周波治療器

おちあい脳クリニックでは同時に、低周波治療器（図2-7-2）も使っています。もともとは肩凝りや痛みを和らげるための器具ですが、麻痺している手に刺激を与えるという目的で活用しています。

商品自体は家電量販店などで市販されているもので、処方箋も医師の意見書も不要です。パッドは水で洗えば繰り返し使用でき、古くなったら別売で新品を入手することも可能です。「たたく」「もむ」「おす」「さする」の四つから選択でき、強さやモード、左右のバランスなどの調整が可能で、機能によって価格に差がありますが、４０００円前後の商品で充分に実用になります。

図 2-7-2 低周波治療器

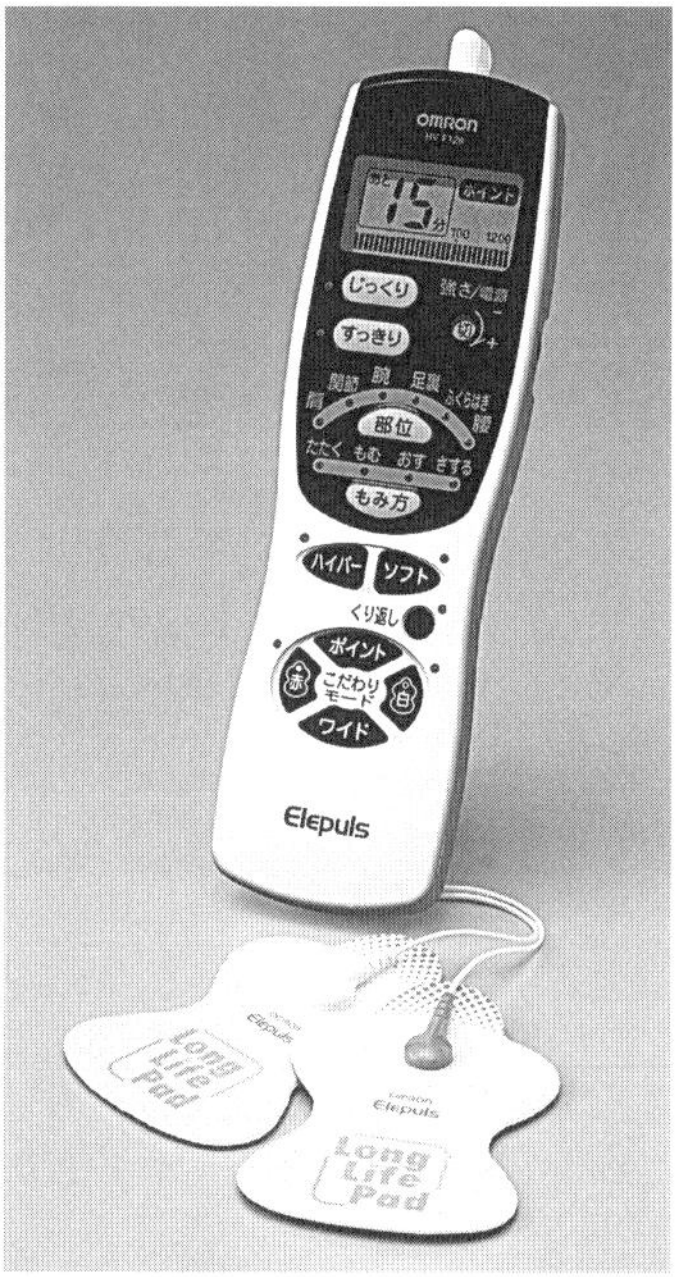

出所：オムロン ヘルスケア（株）

医療機器ではありませんので、画期的に治療効果があるかどうかは保証の限りではありませんが、わが家では私のひどい肩凝りの癒しにも役立っていますし、何といっても手頃な価格なので、試しに購入しても損はないと思います。

ボトックス治療

皆さんは、ボツリヌス菌という名前を聞いたことがあるでしょうか。１９８４年6月に、熊本県の会社が製造した「真空パックからしれんこん」に起因するボツリヌス食中毒が発生し、患者36人、死者11人に達する大事件となりました。私はそれ以来、「ボツリヌス」という恐ろしげな名称が妙に印象に残ってしまい、いつまでたっても忘れられずにいたのです。

妻がリハビリを続けるために通院していた当時、麻痺している左足は筋肉の緊張が非常に高い状態が続いていました。そのため、膝や足首に掛かる負担が大きくなってしまい、不自然な歩き方になっていたのです。その様子を見た主治医のＳ医師が、あるとき、

「ボツリヌス治療を試してみましょうか」

と言いました。からしれんこん事件のことを覚えていた私は、思わず、

「ボツリヌス治療って、あのボツリヌス菌のボツリヌスですか」

と間抜けな質問をしてしまいました。驚く様子もなく平然と、

「そうです、緊張の高い部分に注射します」

と回答するＳ医師を見て、私は仰天しました。ばい菌を注射するとはいったいどういうことなのか、少なからず狼狽しながら帰宅しましたが、インターネットで片っ端からボツリヌス治

療についての資料を調べるうちに、それがどのような治療なのか少しずつ分かってきました。

ボツリヌス治療とは、ボツリヌス菌そのものを注射するわけではなく、菌から取り出した天然のたんぱく質を有効成分として使う治療法で、米国の製薬会社が製造しているこの薬の名前が「ボトックス」であることから、「ボトックス治療」とも呼ばれているのだということが分かりました。おちあい脳クリニックのホームページを見ると、ボトックス治療とは、「ボツリヌス菌により産生されたA型ボツリヌス毒素を成分とする製剤で、少量の溶解液に溶いて注射します。

異常な攣縮《れんしゅく》（ひきつり、縮まり）や緊張をしている筋肉に注射することにより、ボツリヌス毒素が神経筋接合部における神経筋伝達を阻害し、異常運動を改善するものです」と書かれています。手足の筋肉の緊張を和らげる効果があることが、やっと理解できました。

最近では、しわの改善や予防など美容の世界でも愛用者が多いようで、名前を聞いたことがある方もいらっしゃることでしょう。法令線の改善、顔のえらやまぶたのたるみの解消、小顔効果、多汗症の治療などにも効果があると聞けば、飛びつく女性がいるのもうなずけます。

ただし、片麻痺の患者に対するこの治療法は、合う人とそうではない人がいることもまた事実のようです。専門家の中にも勧める人とそうでない人が極端に分かれると聞いています。日本でこの治療法が許可されたのは２０１０年のことですから、まだそれほど時間がたっておらず、評価が確定していないという事情もあるのかもしれません。

　ボトックス治療は、一度打てばずっと効果が継続するわけではありませんが、3カ月以上は間隔を空ける必要があると言われましたので、頻繁に注射することはできません。

　注射を何カ所に打つかにもよりますが、値段もそれなりに張ります。健康保険を適用しても、3割負担で5～10万円でしたから、症状や適合性について医師とよく相談した上で自らの責任で判断すべきです。

　また、**ボトックス治療を受けた直後は、できれば理学療法士（PT）に歩行の訓練を受けることが望ましい**と思います。緊張が緩むと、当然筋肉の使い方や歩き方が注射する前とは変わるためです。注射をしてから効果が現れるまでは1～2日かかるのが普通ですので、そのタイミングでのリハビリがベストだと思います。

　デイサービスで妻がご一緒しているご婦人のお一人は、山梨県のリハビリテーション石和《いさわ》温泉病院の14日間短期集中入院を利用してボトックス治療を受けているそうです。少なくとも、手指の痙縮《けいしゅく》（筋肉が緊張して動きにくかったり、勝手に動いてしまうこと）のような辛い症状が見られる人は、ボトックス治療を検討されるのも一つの方法ではないでしょうか。

足こぎ車椅子

妻がリハビリテーション病院を退院して間もないある日、偶然見ていたＮＨＫ総合テレビの「サキどり↗」という番組で、足こぎ車椅子という不思議な福祉機器が紹介されていました。

足が不自由だからこそ車椅子を使うのに、〝足こぎ〟とはいったいどういうことなのか……と疑惑の目で見始めた私でしたが、番組が進むに従って胸が高鳴るような興奮を覚えたのです。

車椅子には用途に応じてたくさんの種類がありますが、標準タイプには、

・自分の手で操作して移動する自走用
・介助者が後ろから押して移動する介助用

の2種類があります。自走用は、車輪の外側に固定されたハンドリム（図2‐7‐3）と呼ばれる、車輪よりも一回り小さな輪を手で回すことによって移動させるのが一般的です。

図2-7-3　自走用車椅子

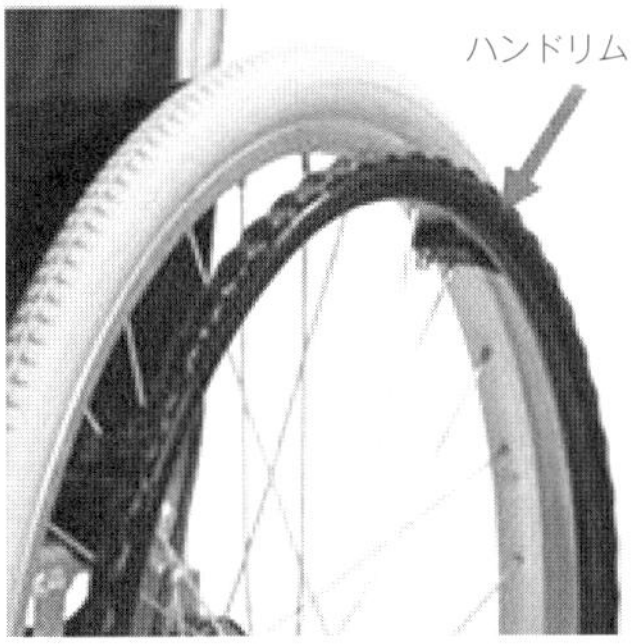

しかし、脳卒中の後遺症などで左右どちらかの手足が不自由な人にとっては、片方の手だけでハンドリムを長時間回し続けることは相当に体力を消耗しますので、長い距離を自走することは現実的には容易ではありません。そこで、一人で長距離の移動をしなければならない機会が多い人は、電動タイプを利用するのが一般的でした。

番組で紹介されていた足こぎ車椅子とは、「プロファンド」という製品（図2-7-4）で、普通の車椅子に自転車のペダルと同じようなものが付いていると考えていただければいいと思います。

靴を履いた足はベルトでペダルに固定されますので、そう簡単に踏み外すことはないようになっています。そして、左右に曲がるために手で操作するハンドルが付いていますので、自分の行きたい所に自由に移動することができるという優れものです。

希望小売価格だけを見ると、電動車椅子と大差ないのですが、最大のポイントは**正常な方の足でペダルを踏むことによって麻痺している側の足もつられて動くことになるので、結果的にリハビリ効果が期待できる**ということです。

プロファンドは、東北大学大学院医学系研究科客員教授である半田康延博士のグループが研究開発した世界初の介護福祉機器であると、ＴＥＳＳのホームページには書かれています。

脳卒中の患者が自分の行きたい所に自由に行けるような商品が欲しいと思ったとしても、一民間企業がプロファンドのような福祉機器を研究開発して商品化までするのは、ビジネスとして見れば相当にリスクが高いであろうことは容易に想像できます。大学と民間が連携して、このような商品が世に出たことは、脳卒中の患者にとっては大変嬉しいことだと思います。

「騙されたと思って半信半疑ながらも実際に使ってみたら、まるっきり世界が変わった」

という多くの患者の声を聞くと、何だか自分まで勇気が湧いてくるような気持ちがしました。私が早速レンタル業者にコンタクトして、実際にその喜びを享受したのはもちろんです。

ただし、実際に使ってみると欠点もあるので、私なりの正直な感想を述べておきます。

図 2-7-4　足こぎ車椅子「プロファンド」(Profhand)

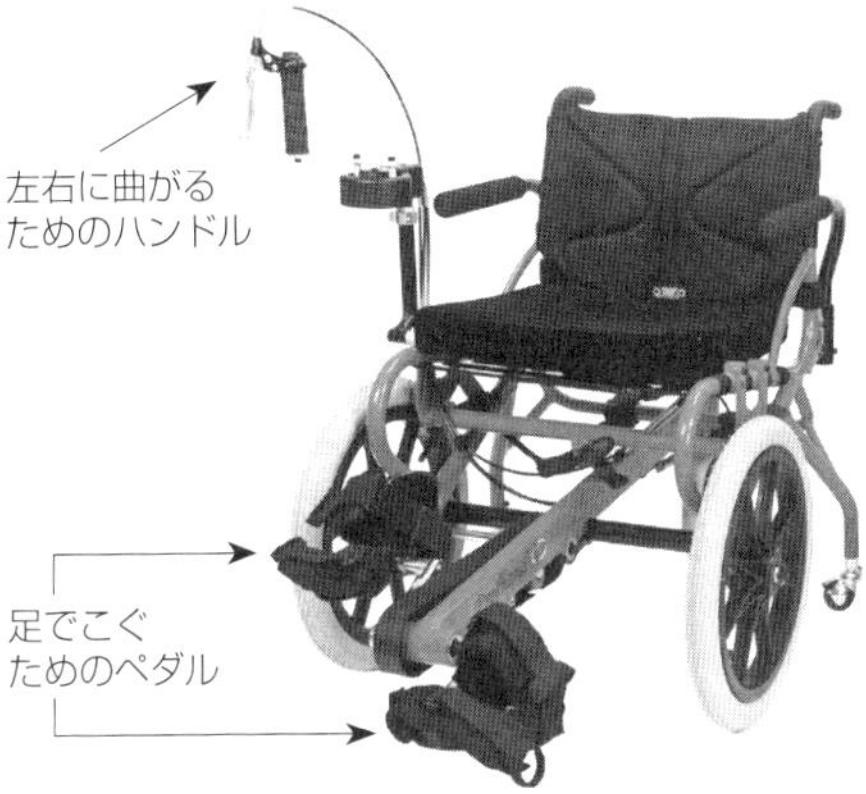

【Mサイズ】
重量：14.8kg
耐荷重：100kgまで
対応身長：145～180cm
希望小売価格：32万9000円
（レンタルは月額で1500円前後）

出所：（株）TESS

・通常の車椅子のように折り畳みができないため、普通自動車のトランクには積めない
・本体を玄関から外に出すことや、ペダルの脱着には、健常者の手助けがないと難しい
・介護保険を適用してレンタルを希望しても、扱っているレンタル業者が少ない
・普通自動車のトランクに積めないため、普通の車椅子と両方を持たなければならない

私たちは足こぎ車椅子の素晴らしさを充分に理解しながらも、これらの欠点を完全に乗り越えられずに、残念ながら1年ほどでレンタルを中止してしまいました。それでも、ワンボックスのような大きな車を持っていて、介護保険の点数に余裕がある方々にとっては、素晴らしい製品に違いないと思います。

ちなみに、消費者安全調査委員会のまとめによりますと、2008年から2014年までの7年間で電動車椅子による死亡事故は全国で35件も発生しているそうです。足こぎ車椅子だけの統計は残念ながら見当たりませんでした。電動車椅子は道路交通法上歩行者扱いになり、運転免許証などが不要なだけに、安全性に対する充分な配慮が必要です。

Point

49 新しい治療法は試さなければ、合うかどうか分からない

50 症状や回復度合いによっては合わないこともあり得るので、医師によく相談する

51 何事にも欠点があるので、最終的には総合的な視野から自分で判断する

必ず電話して確認することをお勧めします。

私たち夫婦が気に入っているのは、茨城県北部の日本三名瀑「袋田の滝」が近い袋田温泉にある「思い出浪漫館」という旅館で、もう何度も気持ちよく泊まらせてもらっています。

最大の魅力は、部屋に露天風呂を備えていて、靴のままで入れる洋室が幾つかあることです。実はそれだけで、先ほどの五つの課題はすべてクリアしています。部屋のバルコニーに設けられた露天風呂に浸って美しい山々を眺めるだけでも、生きていてよかったと思わせるほどの爽快感があります。

私たちにとっては、レストランまでわざわざ移動しなくても済む部屋食のオプションも、とてもありがたいサービスでした（現在は残念ながら、部屋食のサービスはなくなってしまいました）。

食事も天ぷらに刺身といったありきたりのメニューではなく、創作料理が非常に美味しいのがまた嬉しいのです。風呂上がりの冷たいビールに、奥久慈の郷土料理と地元の常陸牛を堪能すれば、日頃の疲労やストレスもいっぺんにふっ飛ぶというものです。

旅館の下には川が流れていて、夜は真っ暗な中にスポットライトでそこだけを照らされた川のせせらぎと、季節によってはゲロゲロという蛙の鳴き声を聞きながら眠りにつけば、都会では味わえない心の安らぎが得られること間違いなしです。

以上の他にも従業員のちょっとした気遣いも魅力の一つです。ハンディキャップがあることを知って、露天風呂に「高さのある風呂椅子」をさり気なく置いてくれているのを発見したときや、料理を運んでくれる仲居さんのふとした優しさに触れたときには、気持ちが和みます。

コラム

温泉旅館に泊まる

症状が回復してくるにつれて、家族で温泉に行ってみたいと思う人も多いことでしょう。しかし、片麻痺の患者にとって伝統的な和風の温泉旅館に泊まることは、決して容易ではありません。なぜかといいますと、回復度によって個人差はあると思いますが、少なくとも次の五つの課題をすべてクリアできる施設でないと、宿泊が難しいからです。

・スリッパを履いては歩けない
・装具を着けたまま、杖を突いて室内を歩く
・畳の上に座るのは困難
・和式トイレを使うのは困難
・一人でお風呂に入るのは困難

最近は朝食がバイキングという旅館も多いのですが、杖がなければ歩けない人は、トレイを持って歩くことも、好きな料理をトレイにのせることもできません。介助者がケアすれば大きな問題はないのですが、それでは本人もストレスを感じてしまうのです。

露天風呂や大浴場にこだわらなければ、洋風のホテルに泊まるという手はありますが、昔ながらの温泉地には洋風のホテルがないところもあるでしょう。

しかし嬉しいことに、最近ではインターネットの予約サイトなどで、ハンディキャップを持つ人にさまざまな配慮をした「優しい宿」が重要なキーワードになっているようで、楽天トラベル、るるぶトラベル、ゆこゆこネットなどのホームページでは常に特集が組まれています。旅行会社に頼めば、パンフレットも手に入ります。

ただし、ネットやパンフレットの情報だけでは、例えば部屋のトイレが洋式か和式かなどの詳細が分からないことも多いので、

8 身体障害者手帳を使って、割引や減免制度を最大限に活用する

身体障害者手帳の申請を行い、認定を受けると「身体障害者手帳」（俗にいう「赤い手帳」）が交付されることはご説明しました（第1章9参照）。市町村によって差はありますが、赤い手帳を持つことによってさまざまな割引制度、減免制度、サービスなどを受けられます。主なものについてご説明します。

制度によっては赤い手帳を持つことで自動的に付与されるものもありますが、申請や届け出をしなければならないものもあります。いずれにしても、**制度やサービスを提供している会社や自治体の方から積極的に情報を与えてくれるわけではありませんので、知らなければ単純に利用の機会を失ってしまいます。**一般的には過去に遡及してまでサービスしてくれる例は非常に少ないので、まずは知ることが大切です。

実は最初のうちは、皆さんが払っている税金を私たちが使うことに多少の抵抗感がありまし

た。けれども、私自身もこれまで長い間決して少なくない税金を払い続けてきたわけですし、妻はそれだけ大きなハンディキャップを背負って生きているのだからと割り切って、いろいろな制度を活用させていただくようになりました。

福祉タクシー利用券

赤い手帳を提示すれば、市町村やタクシー会社を問わず、**全国いつでもどこでも、何度でもタクシー料金が1割引**になります。

それとは別に、私の住むさいたま市では、身体障害者1級か2級および下肢・体幹機能障害3級に該当し、本人が前年度分の市町村民税を課されていなければ、**タクシー（普通車）の初乗運賃相当額（さいたま市では、最初の2キロまで730円）が無料になるチケット「福祉タクシー利用券」**（図2－8－1）が、年間36枚（3級の場合は24枚）支給されます。

支給枚数や条件については、たとえ同じ県内でも市町村によってかなり異なりますので、お住まいの市町村に確認してください。また、どこのタクシー会社と契約しているかもかなり事情が異なるようですから、乗る際に利用できるかどうか確認すると安心です。

福祉タクシー利用券は、身体障害者手帳を持つ人が病院や福祉施設を往復する際の利用を想

図 2-8-1　福祉タクシー利用券（さいたま市）

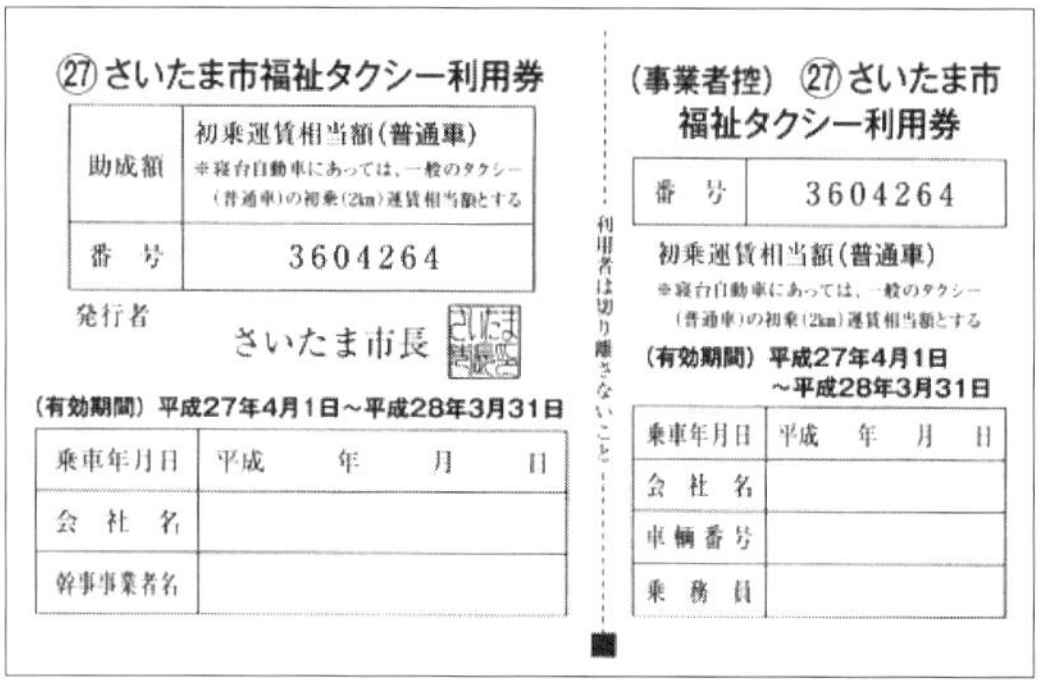

定してはいますが、特に目的を限定しているわけではありませんので、どのような利用の仕方をしても問題はありません。ただし、当たり前のことですが、赤い手帳を持っている本人が乗車していることが条件です。

さいたま市では、障害者手帳が発行されていれば自動的に福祉タクシー利用券が支給されますので、特別な申請や手続きは必要ありません。2年目以降も、自動継続されて自宅に郵送されます。これも、お住まいの市町村に確認してください。

最初に述べた「タクシー1割引」の制度は、福祉タクシー利用券との併用が認められていますので、両者を合わせて使えば相応の割引が受けられます。

福祉タクシー利用券を、一定金額のガソリンを購入できる「福祉ガソリン券」と交換できる市町村もあります。役所に電話をすればすぐに教えてくれますから、詳細はお住まいの市町村に確認してください。

税金の控除と減免制度

「所得税」や「住民税」については、「障害者控除」「特別障害者控除」「同居特別障害者控除」が受けられます。会社に届け出れば、適切に処理をしてくれるはずです。自営の方は、契約している税理士などにお願いすれば対応してもらうことができます。

「自動車税」「軽自動車税」についても減免制度があります。減免を受けられる障害者の区分は厳格に定められています。脳卒中の後遺症を例に取ると、埼玉県では、上肢は1級または2級、下肢は1級から6級までの各級が対象となっています。赤い手帳を持つ本人または同一生計の家族が運転する自動車を対象に、自動車税が最大で4万5000円減免されます。

申請に必要な書類の数はかなり多いもの

図 2-8-2　自動車税の減免

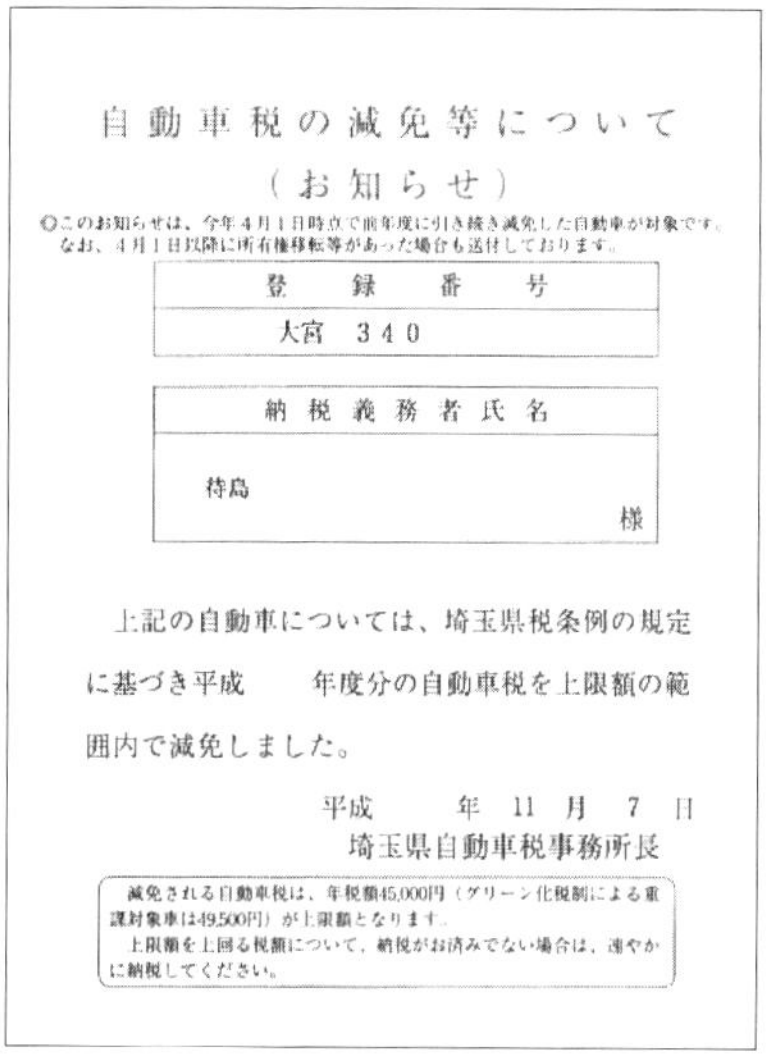

自動車税の減免等について

（お知らせ）

◎このお知らせは、今年4月1日時点で前年度に引き続き減免した自動車が対象です。
なお、4月1日以降に所有権移転等があった場合も送付しております。

登録番号
大宮　340

納税義務者氏名
待島　様

上記の自動車については、埼玉県税条例の規定に基づき平成　　年度分の自動車税を上限額の範囲内で減免しました。

平成　　年　11　月　7　日
埼玉県自動車税事務所長

減免される自動車税は、年税額45,000円（グリーン化税制による重課対象車は49,500円）が上限額となります。
上限額を上回る税額について、納税がお済みでない場合は、速やかに納税してください。

の、準備するのは容易な書類ばかりですので、それほど大変な作業ではないと思います。「身体障害者・精神障害者に係る自動車税・自動車取得税減免申請書」に必要事項を記入して、県税事務所、または自動車税事務所か同支所に提出すれば減免が受けられるようになります。申請は本人でなくても可能です。

2年目以降は赤い手帳がある限り自動的に更新されて、納税通知書そのものが来ませんから、特に更新の手続きは必要ありません。通常、車検のときに自動車税の納税証明書が必要ですが、自動車販売店で減免対象の確認を取るので、特に何もしなくても問題はありませんでした。

さらに、**自動車を購入するときに課される「自動車取得税」の減免も受けられます。**取得税は新車だけでなく、中古車であっても課税されます。この税金については、「300万円×該当する車の税率」を上限に減免されます（この税率は、課税標準基準額や残価率という面倒な数字を使って計算しますが、自動車販売店が行いますので心配はありません）。取得価格が300万円以下の自動車では全額減免されます。

税金についてはもう一つ、赤い手帳を持っている人は、**マル優（少額貯蓄非課税制度）を利用できる制度**があります。預金や郵便貯金などの元本350万円までの利子所得に対して課税される所得税（通常15％）と、住民税における所得割（通常5％）を非課税とする制度です。

「国債」や「地方債」には、さらに「特別マル優」という額面350万円まで非課税になる制度も利用できますので、両方を合わせると700万円までが非課税ということになります。

以上のご説明でお分かりのとおり、税金面の優遇はそれなりに大きな金額になりますので、有効に活用されるといいと思います。

心身障害者福祉手当

在宅の心身障害者に手当金を支給することで、日常生活の支援や福祉の増進を図ることを目的とした制度です。身体障害者手帳の1級から3級が対象で、1級と2級は月額5000円、3級は2500円が6カ月ごとに支給され、さらに重度の障害の場合は、特別障害者手当があります。詳細は市町村にお問い合わせください。

旅客運賃の割引制度

JRでは、赤い手帳の「旅客鉄道株式会社旅客運賃減額」という欄に第1種または第2種と記載されていれば、**本人とその介護者について、普通乗車券・回数乗車券・定期乗車券・普通**

急行券が半額になります。また、第1種、第2種障害者が**単独で利用する場合で、片道の営業キロが100キロを超えるときは、普通乗車券が半額**です。

ＪＲ以外の私鉄や地下鉄、バスなどでも同様の割引制度を利用できる会社があります。複数の鉄道会社間をまたがる場合の範囲などは、鉄道会社やバス会社で情報の確認が必要です。赤い手帳は係員の要求があれば提示しなければなりませんので、必ず携帯してください。

さらに、日本航空や全日空をはじめ、ＬＣＣ（格安航空会社）各社を含む航空会社の多くも、同様に障害者割引運賃を設定しています。会社ごとに条件や割引率が異なりますので、詳細は各航空会社にお問い合わせください。

有料道路の割引制度

ＮＥＸＣＯ東日本・中日本・西日本の各高速道路会社や、首都高速道路、阪神高速道路などを、赤い手帳を持っている本人が乗車して走行する場合に、高速料金が半額になる制度です。一方、地方公共団体が管理している有料道路や有料の橋などではこの制度が適用されないところが多いので事前の確認が必要です。

割引を受ける場合は、**赤い手帳を持って役所に行き、事前に申請をする必要があります。**中請は本人でなくても可能です。承認されると、赤い手帳に「有料道路割引」（図2－8－3）と記入されます。

その後は、料金所で承認を受けた赤い手帳を見せると高速道路を半額で通行できます。

この制度はＥＴＣを活用すると格段に便利になります。ＥＴＣカードは赤い手帳を持っている本人の名義でなければなりません。事前にＥＴＣの番号を申請すれば数週間で承認されるので、それ以降はＥＴＣ専用レーンを通過するだけで、余計な処理は一切不要で料金が半額になります。ＥＴＣのバーを通過する際は通常の料金が告げられますが、びっくりする必要はありません。請求書が届いたときにはちゃんと半額になっています。

有料道路割引は、手続きを終了してから２回目の誕生日で更新が必要です。数カ月前には通知が届きますので、改めて更新の手続きを行わなければなりません。ＥＴＣの登録には２～３週間かかりますので、早

図 2-8-3　有料道路割引

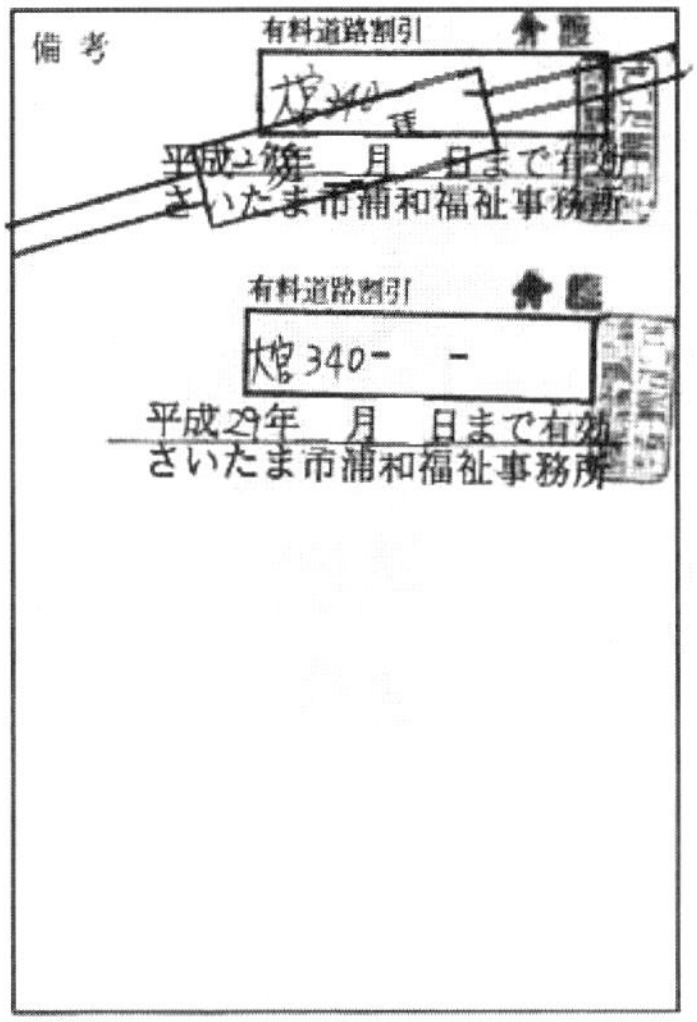

図 2-8-4 携帯電話料金割引制度

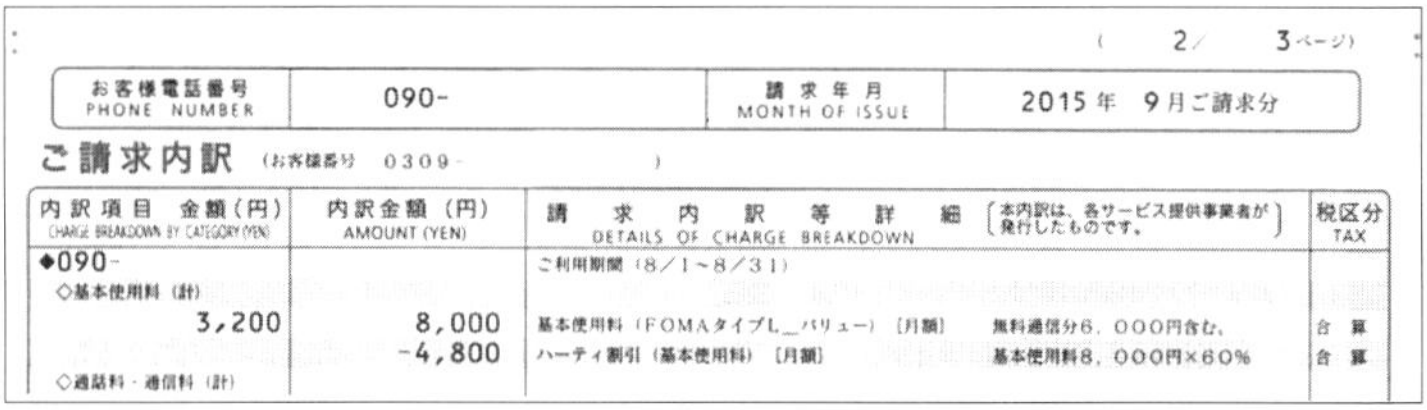
(2／ 3ページ)

お客様電話番号 PHONE NUMBER	090-	請求年月 MONTH OF ISSUE	2015年 9月ご請求分

ご請求内訳 (お客様番号 0309-)

内訳項目 金額(円) CHARGE BREAKDOWN BY CATEGORY (YEN)	内訳金額（円） AMOUNT (YEN)	請求内訳等詳細 DETAILS OF CHARGE BREAKDOWN 〔本内訳は、各サービス提供事業者が発行したものです。〕		税区分 TAX
◆090-		ご利用期間（8／1～8／31）		
◇基本使用料（計）				
3,200	8,000	基本使用料（FOMAタイプL＿バリュー）［月額］	無料通信分6，000円含む。	合算
	-4,800	ハーティ割引（基本使用料）［月額］	基本使用料8，000円×60％	合算
◇通話料・通信料（計）				

めに手続きを済ませておくと安心です。

携帯電話料金の割引制度

携帯電話の基本料金や通話料金にも割引制度があります。

NTTドコモでは「ハーティ割引」というサービスが利用できます。赤い手帳を持ってドコモショップに行き、必要事項を記入して申請すれば、基本使用料が60％割引になります（図2－8－4）。手続きは簡単ですので、ご利用をお勧めします。申請は本人でなくても可能です。

ソフトバンクの「ハートフレンド割引（ホワイトプラン）」においては、ホワイトプランの基本使用料が無料、パケットし放題の下限額が0円から利用可能などのサービスが受けられます。

auの「スマイルハート割引」では、基本使用料が半額、au電話への通話料や一般電話への通話料が半額、他社携帯電話への通話料が2割引などとなっています。

これらのサービスは、携帯電話のキャリアが独自に提供するものなので、サービス内容が変更される可能性はあると思います。詳細は、各社のホームページで確認するか、お近くの携帯電話ショップに問い合わせてください。

その他の割引制度

赤い手帳を提示することで、**博物館・美術館・水族館・動物園などの入場料が半額になったり、駐車場が無料になったりするサービス**は驚くほどたくさんあります。そして、そのほとんどで同伴する介助者も同様に半額や無料になります。

また、コンサートやスポーツの観戦をするときには、車椅子専用のスペースや、一般の方には開放していないエレベーターを使用できることもあります。

駐車場でも、ハンディキャップを持つ人専用で入り口に近い広い場所を使えるところが増えました。スーパーなどでは、あらかじめ申請すると、許可証と一緒に専用スペースに入庫するためのキーやカードを貸与してくれることもあります。

この他にも、**自動車運転免許取得費**の補助、**NHKの放送受信料**減免制度、**駐車禁止除外標章**の交付といったサービスもあるようです。

一昔前にはあまり進んでいなかったこうした配慮やサービスが少しずつ増えてきている一方で、古くからある観光地などでは、手すりやスロープがないなど、ハンディキャップを持つ人が不便な施設もまだまだたくさん残っています。

しかし、こうしたありがたい配慮はすべて関係者の皆さんのご厚意によって実現しているわけで、決して当然の権利ではないことは充分に理解しているつもりです。いつも感謝の気持ちを忘れてはいけないと思っています。

Point

52 赤い手帳を持つと受けられる割引や減免制度も、知らなければ利用できない

53 割引や減免制度は、条件やサービスの内容が市町村によってかなり異なる

54 申請や更新の手続き方法は、サービスを提供している市町村や企業に問い合わせる

9 運転免許証の更新や車の改造を、警察署に相談する

近年、危険ドラッグによる暴走や高齢者による高速道路の逆走などが原因の、重大な死亡事故が増えています。このような背景もあって、運転免許証の更新には厳しい見方がされるようになっています。

身体能力を見る適性検査

脳卒中の後遺症が見られると判断されると、例えば急な飛び出しなどに適切に反応できるか、視野は適正かなど、**自動車運転の「適性検査」を受けなければ免許証の更新ができない**と法律で定められています。

適性検査は地元の警察署ではなく、予約を取った上で都道府県の運転免許センターで受けます。都道府県によっては、医師の診断書が必要になる所もありますので、運転免許センターに

問い合わせてください。

適性検査の内容は、運転技術や法令、安全運転に関わる知識ではなく、身体能力の検査が中心です。検査は「運転シミュレーター」を使って行われます。運転席と同様にハンドルをはじめアクセルやブレーキが設置されていて、運転席に座ると目の前のスクリーンにさまざまな道路のシーンが映し出される装置です。

図 2-9-1 運転シミュレーター

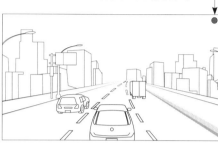

スクリーンに急な障害物の映像が流れたときに、0・X秒以内にブレーキが踏めるかどうかや、スクリーン上に赤い光が点灯したらすぐにボタンを押せるか（図2-9-1）などをテストすることで、視野に欠けている部分がないかなどを判定します。**右上方の視野が欠けていると、信号の見落としにつながる危険性が極めて高くなる**ので、他の場所に比べて危険性が高いと判断されます。

事前に練習をして上達するようなものではありませんし、仮にごまかして免許証の更新ができたとしても、重大な事故を起こせば取り返しがつきませんから、できないことを無理に装うことなく平常心で検査に臨むしかありません。

妻のときは、以上のことをまったく知らずに運転免許センターに行ったので、冷静さを失って焦ってしまう場面もありましたが、何とか「適性あり」の判定をいただいて、無事に免許証を更新することができました。

不幸にも運転適性がないと判定されてしまったら、残念ですが結果を素直に受け入れるしかないと思います。事故を起こしてしまえば、被害者だけではなく、ご本人の人生もさらに大きく狂ってしまう可能性がありますから、少しでも不安を感じるのでしたら運転免許証の自主返納を検討してください。

身分証明書として運転免許証がある方が便利だと思われる方は多いと思いますが、そういう方は「運転経歴証明書」を発行してもらうことができます。

運転経歴証明書は、有効期限内に運転免許証を返納し、その日から5年以内であれば、運転免許試験場へ申請することによって交付を受けることができます。有効期限はなく永年有効なので、身分証明書として一生涯用いることが可能です。

なお、高齢者運転免許自主返納サポート協議会の加盟店舗では、「運転経歴証明書」を示すと割引や粗品進呈などのさまざまな特典を受けることができます。

運転をサポートするグリップを付ける

実際に運転をする際は、ハンドルに市販のグリップ（図2-9-2）を取り付けるなどして、片手でもハンドルを回しやすくするための改造や工夫が必要です。両手が自由に使える人は、例えば右手でハンドルを大きく回したら、左手でいったんハンドルを押さえることによってその角度をキープしたまま、さらに右手でハンドルを深く切ることができますが、左手が不自由な人には、途中でハンドルを押さえることができません。

図2-9-2　ハンドルに取り付けるグリップ

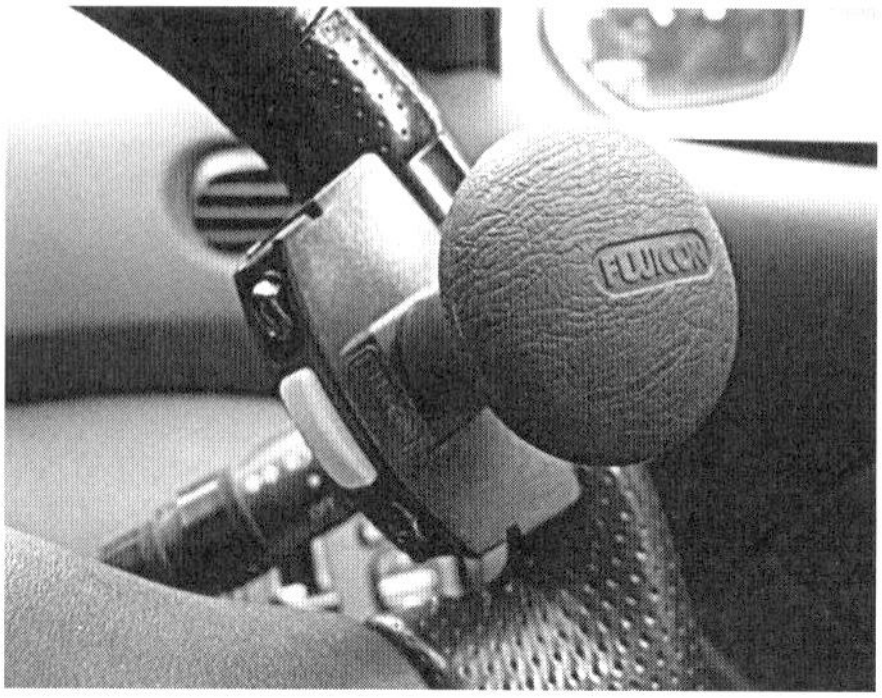

出所：(有)フジオート

ハンドルに取り付けるグリップは、フォークリフトなどには標準で装備されているので、ご覧になったことがある方もいらっしゃると思いますが、途中左手で押さえることなく、連続的にハンドルを回し続けられるので、片麻痺の患者にも運転しやすくなる道具です。

グリップは、ごく一般のカーショップに行けば数千円から、高価なものでも1万数千円で手に入ります。ただし、車を販売しているディーラーに問い合わせた限りでは、純正品はないとのことでした。

さらに、運転席の椅子、アクセル、ブレーキなどの改造が必要でしたら、市町村からの助成を受けることもできます。さいたま市においては、改造費用の3分の2までで、かつ10万円が限度となっています。詳細はお住まいの市町村を管轄する警察署にご確認ください。

Point

55 運転免許証を更新するには、都道府県の運転免許センターで適性検査を受ける

56 適性検査は、急な飛び出しへの反応や、視界の欠落などの身体能力テストが中心

57 自動車の改造が必要な場合は、市町村から助成を受けることができる

健常者であれば、車を諦めてそこから歩いても2時間かからずに自宅までたどり着けたかもしれませんが、妻が杖を突きながら雪の中を何時間も歩くことなどできるはずがありません。

車で出掛けていたので、それほど厳重な防寒着もなければ、食料もまったく積んでいません。こんな状態で車内に留まり続ければ、いずれは暖を取るためのガソリンもなくなって、本当に死んでしまうかもしれません。

東京でも45年ぶりの積雪25cm、埼玉県の熊谷では60年ぶりの積雪40cmを観測したと報道されていましたので、まさに半世紀に一度の悲劇に見舞われたことになります。

そのときでした。妻が、本書にもたびたび登場する看護師のN子さんに電話をかけたのです。ご主人のSさんとも、浦和レッズのサポーターつながりで私も親しくさせていただいていたので、本当にわらにもすがる思いだったのですが、運よく彼らはスノータイヤを装着していて、近くで買い物中だと言います。

私たちの居場所を伝えると、彼らは巧みに裏道を通って30分もしないうちに助けに来てくれました。このときのSさんとN子さん夫婦は、まさに後光の射す神のように見えました。大袈裟ではなく、九死に一生を得た思いでした。

このことから得られた教訓は、大雪に限らず、大雨や強風、地震も含めて自然災害でピンチに追い込まれると、健常者なら簡単に助かる状況でも、ハンディキャップゆえにどうにもできなくなる可能性があるので、常に最悪の事態を想定して行動しなければならないということだと思います。

あの日以来、冬の遠出は控えていますし、雪になる可能性が少しでもあれば車での外出は絶対しないことにしています。

コラム

九死に一生を得る

2013年1月14日（成人の日）を含めた3連休を利用して、私たち夫婦は車で１泊２日の旅行に出掛けました。

１泊した翌日のことです。前日の天気予報は、「明日の関東地方は、ところによっては雪になるかもしれませんが、平野部ではたくさん積もることはないでしょう」と伝えていましたが、それでもノーマルタイヤしか装着していない車が不安だったので、朝早く旅館を出発し、寄り道など一切せずに真っ直ぐ自宅を目指して走り始めました。

間もなく雨がみぞれに変わりました。旅館を出発してから約3時間、東北自動車道をひたすら南に向かって走り続けて、路面が白くなるほどの積雪にならないうちに、どうにか目的地の岩槻インターに近づいてきました。

しかし、この頃になると急激に雪の降り方が強くなり、高速道路の本線からインターの料金所に向かって270度回転する急カーブの下り坂では、まさにスリップ寸前にまでなっていました。

インターから自宅までは雪がなければ約20分ですが、国道16号を少し進んだあたりで積雪量が一気に増え、間もなく走行が困難な状況に陥ってしまいました。仕方なく、道路脇にあった商店の駐車場に車を乗り入れて、とにかくチェーンを買おうと思い、妻を車内に残したまま近くにあるカーショップに向かって雪道を歩いていきました。しかし、ぴったりサイズの合うチェーンの在庫はありません。

国道16号はすでに大渋滞になっています。空車のタクシーなどは通りそうもないので、タクシー会社に片っ端から電話しましたが、どこもその時点で送迎はすべてお断りの状態でした。車のディーラーに救援を求めましたが、今出動するのは無理だと言われて、ついに八方塞がりの状態に追い詰められたのです。

10 これまでの働き方を見直す

愛する家族が長期間の介護を要する状態になったら、自分の仕事や会社をどうすればいいのかというのは、非常に重く難しい問題の一つです。事情は職種、勤務地、役職、要介護度、他の家族との関係などによって人それぞれ異なるでしょう。しかし、まったく影響がないという人はむしろ少数だろうと思います。

介護のために自分の仕事を犠牲にせざるを得ない人は少なくないでしょうし、実際「介護離職」という言葉が社会問題になっているほどです。

「介護離職ゼロ」？

2015年9月、安倍晋三首相が「アベノミクスは第2ステージに移る」と宣言し、新3本の矢なるものを発表しました。その中には、現役世代のための「介護離職ゼロ」が明記されています。

介護関係者からは、介護施設を増設するだけでは打開策にならないという意見も聞かれますが、私は問題の本質は別のところにあるようにも感じています。

【安倍晋三首相が2015年秋に掲げた〝介護離職ゼロ〟】

・介護の受け皿を50万人分拡充し、待機高齢者を解消
・介護休業の分割取得を可能に。休業中の給付金も引き上げ
・介護事業者向けに都市部の国有地の賃料を軽減。施設整備の規制も緩和
・再就職支援などで介護士不足を解消

（「日本経済新聞」2015年11月27日朝刊より）

要介護と要支援の対象者は、2014年度の実績で600万人を超え、介護保険給付は10兆円に膨らんでいると報道されています。人口統計を普通に分析していれば、こうなることは何年も前から予測されていたはずで、今さら想定外のことが突然起きたかのように驚いてみせるのは、この国の常套手段です。

結果としては、2015年8月から合計所得金額が160万円以上など、一定以上の所得の

ある人については、介護保険の自己負担の割合が1割から2割に引き上げられました。

介護保険という新しい制度を開始してしばらくの間は、その素晴らしさを国民にアピールしておきながら、後の世代が恩恵を受けられる時期が来ると制度を改悪していくというやり方は、年金制度をはじめ、今までも繰り返し見せられてきただまし討ちの手口の一つです。

嘆いても、怒っても、この国では誰も何もしてくれませんから、税金を取られるだけ取られた上で、自分のことは自分で守るしかないということです。

私が離職に至った経緯

ここで少し怒りを鎮めて、私自身がどうだったかということに触れておきます。妻が脳梗塞を発症した当時、私は外資系のビジネスコンサルティング会社に勤務していました。

コンサルタントという仕事は、時間的にも精神的にもとてもハードな職種です。そして「仕事と介護の両立」を図ることはそう簡単ではありませんが、会社はかなり事情を斟酌してくれたと感謝しています。

そうはいっても、毎日夜遅くまで働けば、食事の支度をはじめとしていろいろなところに支障をきたします。1日や2日のことなら何とかしのぐことはできますが、3日、4日と忙しい日が続くと、どうにもならなくなってしまうのが実態です。

同僚や部下たちはさまざまな場面で私を助けてくれましたが、そんな状態が半年、1年と続くうちに、逆に私自身が周りの人たちに申し訳ないという気持ちでいっぱいになり、徐々に耐えられなくなっていきました。何よりも、一人だけ特別扱いを受け続けていることを負担に感じるようになってしまったのです。

50歳を過ぎてからの転職や独立が極めて難しいことは人一倍分かっていました。それでも、悩み抜いた末に出した結論は、残念ながら「退職」でした。転職ではなく、独立の道を選んだのは、就職してもそれまでいた会社よりも良い環境になることはあり得ないと考えたからです。

自分でコンサルティング会社を立ち上げて、昔のクライアントやかつての同僚たちのお世話になりながら、今は何とか食いつないでいます。ちなみに本書の執筆にも、会社員時代に何冊かの本を出版した経験が役立っています。

コンサルタントという職業は、誤解を恐れずに申し上げると、ある程度は時間の自由が利く仕事です。契約内容にもよりますが、クライアントとの打ち合わせや報告の時間以外は、パソコンと通信ネットワークさえあればどこでも仕事ができます。

病院への送迎、急なトラブル対応、急な家事や介護にも、時間調整は比較的しやすいのです。もちろん、仕事をしなければ収入につながりませんので、厳しい面があるのは当然ですが、サラリーマンをやめた最大のメリットは、時間が自由に使えることだと思います。

介護をする立場になったとき

とはいえ、家族を介護しなければならなくなった人すべてが独立できるような環境にいるわけではないでしょう。独立して生活を成り立たせるとなれば、さらにハードルは高くなります。

厚生労働省によれば、「育児休業、介護休業等育児又は家族介護を行う労働者の福祉に関する法律」（「育児・介護休業法」２００５年施行）は、育児または家族の介護を行う労働者の職業生活と家庭生活との両立が図られるよう支援することによって、その福祉を増進するとともに、あわせてわが国の経済および社会の発展に資することを目的として定めているとしています。

こうした法的な背景も含めて**現時点で取り得る方策は、介護が大変であっても、やめずに会社に残る道を考えること**だと思います。実際の制度や運用は会社によって異なると思いますが、とにかく家庭の事情を人事担当者に洗いざらい打ち明けて、会社とじっくり話し合うことをお勧めします。具体的には、次のようなことが可能かどうか、会社の見解を確認することが大切です。

・年に5日程度（土日を前後に挟めば、最大9連休）の短期介護休暇の取得
・連続する6カ月以内の介護休暇の取得
・原則として残業をしない（時間短縮）
・週休3日制、または4日制とする
・社内で別の職種に転換する、または子会社などに出向する

要するに、働き方そのものを見直すということです。家族が大きな病気をしてしまったのですから、すべてが元の生活のままとはいかない面があることは、残念ながら受け入れなければなりません。

主な収入の担い手が倒れてしまったとき

わが家とは逆に、主な収入の担い手（ここでは仮に「ご主人」として記述しますが、奥様が収入の担い手であるケースも基本的には同様です）が脳卒中で倒れてしまったケースについても、簡単に触れておきます。

雇用については、会社によって大きく制度や運用が異なるでしょう。当然のことながら、ご

主人の回復度合いにも大きく依存しますので、軽々には申し上げられませんが、**「障害者雇用促進法」による障害者雇用の枠で、雇用の継続または転職をする**のが最善の手段だと思います。

職種の変更や役職の降格もやむを得ないことは、ある程度覚悟しておく方がいいかもしれません、結果的には収入の減少を伴うかもしれません。それでも、最低限の生活レベルを保つ方策を考えることが賢明な選択だと思います。

さらに厳しいケースとして、ご主人がまったく働けなくなってしまった場合は、奥様が倒れたケースよりも経済的に大きな困難と立ち向かわなければなりません。これまでに述べてきたような福祉政策（第1章4〜6、9、第2章3、4、8参照）を最大限に活用し、最悪の事態を避けるようにすることが精いっぱいの対応ではないかと思います。

なお、ご主人が障害年金の1級か2級であれば、**奥様には「配偶者加給」で障害厚生年金が支給**（第2章3参照）されます。

他にも、例えば住宅ローンやその他の大きなローンが金銭的な負担になっている場合は、対策を検討する価値があります。金融機関との相談によって、毎月の支払額の減額、もしくは一定期間の支払い猶予を受けられる可能性があるからです。

ローンそのものが免除されるわけではありませんし、減額や猶予を受ければそれだけ余分な利息を支払うことにはなりますが、住む場所を失う大きなダメージよりはましかもしれません。どの程度の減額や猶予が受けられるのか、ぜひとも銀行に相談してください。

なお、大黒柱だった人が発病した場合、本人の精神的なケアも非常に重要です。

妻の友人の中にも、ご主人が脳梗塞で倒れてしまったご家庭があります。ご主人は人生に対してすっかりやる気を失っているようで、毎朝パチンコ屋に出掛けて行き、奥様が働いて生計を立てるという生活をもう十数年も送っているそうです。

私も毎日妻の姿を見ていますから、辛いのはよく分かります。何かができるわけではありませんが、どうか人生を諦めることなく、強く生きていただきたいと陰ながら願っています。

Point

58 会社に介護する立場を洗いざらい打ち明けて、やめないで済む方法を話し合う

59 給与の減少や降格を含めて、従前と同じ働き方を前提としない

60 主な働き手が倒れたときは、雇用の継続か転職をしてもらう

た。そして、弁当箱に掛かっているサランラップを外すこともできなかったのです。それでも、

「ごめん、ちょっと手を貸して!」

というたったひと言が言えなかったK氏。何もできない奴だと思われたくない……、男にはそんなバカで意地っ張りなところがあるのかもしれません。

やがて、自然と手を貸してくれる同僚も現れました。この先、同じような境遇の人が復職しやすくなるのなら、自分の存在意義は充分にあると話してくれたそうです。

最初に聞いた「1歳の誕生日」とは、脳出血を発症したために、今までとは別の人間として生まれ変わった日、すなわちゼロ歳から、ちょうど1周年の記念日という意味だったのです。奥様や子どもさんたちに祝福されて誕生日を過ごしたK氏のお気持ちは、どのようなものだったのでしょうか。本当の年齢は56歳だといいますから、ご家族のためにも、まだまだ現役として活躍しなければならないという気持ちでいらっしゃることでしょう。

茂木さんは言います。「K氏はとても優秀で、頭も良く、見た目も素敵な男性です。彼が今の自分を受け入れ、新たな人生に挑戦する姿が、周囲を自然と動かしているように思います」と。

K氏はわずか1歳でこんなに大切なことに気がついたのですから、2歳、3歳と年齢を重ねるうちに、次々と新しい発見をしているかもしれません。

コラム

1歳の誕生日

終章で改めてご紹介するデイサービス「ダイアリー」の茂木さんから聞いた素敵なエピソードを一つご紹介しましょう。利用者さんのお一人で、つい先日1歳の誕生日を迎えられたというK氏のお話です。

「えっ、1歳ですか?」

と怪訝な顔をした私に、茂木さんはこんな話をしてくれました。

K氏は、脳出血で倒れました。幸いにも回復は比較的順調で、倒れてからわずか1年で障害者雇用の枠を使って、元の職場に復帰されたのです。とはいっても、病気になる前と同じように営業先を飛び回ることはさすがに無理ということで、お客さま相談窓口に変わらざるを得なかったそうですが……。

最前線の営業マンから、電話でお客さまからの相談や苦情を受ける日々……。屈辱を感じている暇もなく、片麻痺の身体では、受話器を片手で持ったまま同じ手でメモを取ることができないことに大いなる焦りを感じたといいます。

そこでK氏が考え出したのは、かかってきた電話をいったん録音しておき、後から再生してメモを取るというやり方でした。ファイルに書類をしまう、たったそれだけの作業でさえ、片手では思うようにできない……。何をやるにしても、普通の人の何倍もの時間がかかるもどかしさに、自分は健康だったときとははっきり違う「第2の人生」を歩み始めたのだと気がついたというのです。

ちなみに、今ではハンドフリーのイヤホンを使用するようになって、手が自由に使えるようになり、電話が掛かってくるとパソコンで応対できる形に進歩しているそうです。

さらに会社の昼休み、何人もの同僚たちに抜かれながらもやっとの思いで仕出し弁当を取りに行くと、最初の頃は杖を突いているその手で弁当を持って席まで戻ってくることができませんでし

第3章

精神的な悩みを乗り越える30のポイント

1 発症前と比較しない

今の状況を受け入れることから

脳卒中の後遺症と闘っている人たちに共通している苦しみは、何カ月たってもちっとも良くならないという焦りではないでしょうか。発症直後は、「とにかく死ななくてよかった」とか、「後はリハビリで回復するだけ」といった真っ直ぐな気持ちでいるのですが、**時間の経過とともに「いったい、いつまでこんな生活をしていなければならないのか」「いくらリハビリをしたって何も変わらない」というような、少しねじれた感情に変わっていく**のです。

実際には、発症直後の自分と比べると自力でできることの幅はずっと広がっているはずですが、本人は1年前とか2年前ではなく、たいてい発症前の健常者だった自分と比較してしまうので、いつまでたっても治らないと焦ってしまうのです。

残念ながら、リハビリテーション病院に数カ月入院しなければならないほどの後遺症が残ってしまうと、１００パーセント発症前の身体に戻ることは不可能です。どこまで回復するかには個人差があるにしても、完全に元に戻ることはありません。重要なことは、

・自分はとても大きな病気をしたのだという事実を受容する
・脳卒中を発症した日を境に、違う人生が始まったのだと自覚する

という「気持ちの切り替え」です。ｉＰＳ細胞の技術が進んで、脳神経が再生できるような時代が来れば、あるいは完全に元の身体に戻ることもあり得るかもしれませんが、脳神経はあらゆる細胞の中で最も再生が難しいと言われています。期待をいつも胸に抱きつつも、今の段階では〝その日〟が来るのを楽しみにするしかありません。

大事なのは発症前の健常者だった自分と比較しないことで、この気持ちの持ちようが精神的に立ち直るための第一歩になります。

ちなみに〝古き良き時代〟を懐かしんで、今を嘆いてしまいがちなのは、何も脳卒中の患者に限った話ではありません。人間の脳というのはうまくできていて、過去のイヤな思い出は自然と記憶から消えていき、美しい映像だけが残るので、昔は良かったとついつい思い込んでしまうらしいのです。

発症前にも大変なことや辛いことはたくさんあったはずですし、逆に今の生活が真っ暗闇で何の楽しみもないというわけでもないのではないでしょうか。

もちろん、片方の手足が動かないことの計り知れない不自由さは、妻と毎日一緒に生活している私ですから、充分すぎるほど分かっています。でも、不自由な身体を嘆いても、誰かに恨みをぶちまけても、何も解決しません。だったら、**今置かれている状況を楽しんで、これから何ができるかを考える方がよほどハッピーになれる**と思うのです。

新しいことにチャレンジしてみる

ハンディキャップを持つ人の中には、いろいろなことに挑戦して新しい世界を手に入れた人もたくさんいます。あの人たちは特別な存在で、自分には無理……そう思った瞬間にすべての可能性がその扉を閉ざしてしまうのです。

何もパラリンピックを目指そうとか、世のため人のために貢献しようとか、そんな大袈裟なことを言っているのではありません。**小さなことで構いませんので、何か新しいことを始めてみませんか**。焦る必要はありませんので、ぜひとも考えてみてください。ご家族も協力していただければと思います。

妻の例を挙げると、もともと趣味として手芸をしていた経験を生かし、人の勧めもあって、「片手だけでもできる手芸」に挑戦し始めました。左手が利かなくなってしばらくの間は手芸そのものを完全に諦めていただけに、作品（図3－1－1）を見たときは私も感動しました。

右手一本で作る作品ですから、それほどすごいものではありません。それでも私は、これでいいのだと思います。生活に役立つとか、売れるとか、余計なことを考えずに、倒れてからできなくなっていたことに挑戦することに意味があると思うのです。

図3-1-1　妻が右手だけで作った手芸作品

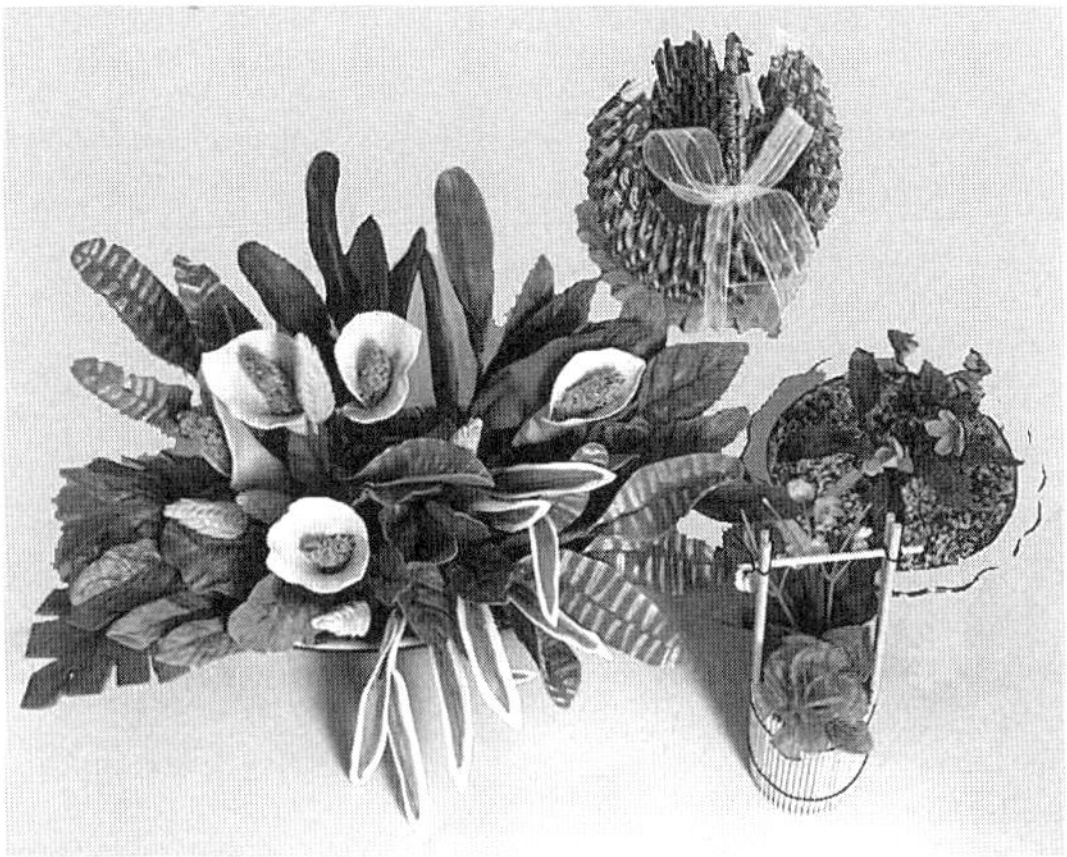

介護する家族に対する患者の気持ち

もう一つ、多くの患者が共通して悩んでいるのは、介護や生活の支援をしてくれる家族に対する次のような思いです。

「自分のせいで、あんなに大変な思いをさせている」
「自分があの人の人生を滅茶苦茶にしてしまった」
「私はあの人に何の恩返しもできない」
「私の感謝の気持ちが少しも伝わっていない」

こんなどうにもならない気持ちを抱いてしまうようです。

私は妻が発症してから最初の1年ぐらい、このことにほとんど気がついていませんでした。些細なことで妻と喧嘩をしたときに初めて聞いて、非常にショックを受けたことを覚えています。そして相手がそこまで悩み、苦しんでいるのに、無神経に「少しは感謝したらどうだ」などと言ってしまった自分の器の小ささに、穴があったら入りたくなる心境でした。

自分としては当然のことをしてきただけですから、恩を売るつもりもなければ、何かを返してほしいというつもりも一切ありません。しかし、言われてみれば、逆の立場なら自分も同じことを相手に対して考えてしまうかもしれないと思いました。

介護をする側にとって、相手にまったく恩義を感じさせないようにさり気なく何かをするのは意外と難しいことですし、仕事をしながら介護や家事をうまくこなすのも簡単でないことは間違いありません。

私の経験から一つだけアドバイスができるとすれば、**自分の気持ちを言葉に出して言う機会をちょっとだけ増やしましょう**ということでしょうか。

日本人は「寡黙は金、雄弁は銀」（これは、実は英国の思想家トーマス・カーライルの言葉ですが……）と教えられる国民ですから、あまり気持ちを口に出すことを潔しとしないのかもしれませんが、ときには素直に相手に伝えることも大切です。

とにかく、**身体の変調だけではなく、精神的な面でも発症前とはお互いに違う感情になる**ものだということは、知っておくべきだと思います。喧嘩の仲裁とは違いますから、こうした気持ちについての話し合いには、第三者を入れない方がいいかもしれません。やはりそこは家族で腹を割って話し合うしかないように思います。

Point

61 健常者だったころと比較しては絶対にいけないことを本人に理解してもらう

62 何か新しいことに挑戦することによって、ハッピーな気持ちになる

63 介護する側・される側が、お互いに気持ちを口に出す機会を増やす

2 「腹が立つのは当たり前」と開き直る

今度はちょっと恥ずかしい告白をします。残念なことに、私は生まれつき人一倍短気な性格です。妻が脳梗塞を発症して以来、彼女は病気なのだからと自分に言い聞かせて、ちょっとしたことでは腹を立てないように努力をしてきました。

すぐ目の前にある醤油を「ちょっと取って」と言われたり、今着せたばかりのセーターを「やっぱり暑いから脱がせて」と言われたり、仕事に集中しているときに「ちょっと来て」と言われたり……、冷静なとき、ごく普通のときなら、こんなことで腹は立ちませんが、人間というのはいつもニコニコしていられるはずもなく、イライラしているときもあれば、落ち込んでいる時間も当然あるわけで、その瞬間にたまたまこんな場面に出くわすと、やはりムッとしてしまうことがあるわけです。

そして、そんな小さな出来事が幾つか重なって、忍耐の限界を超えた瞬間にぶち切れてしまったような気がします。大声で怒鳴ってしまったことが何度かあったことは事実ですから。

この原稿を書いているときは気持ちが落ち着いているので、何がぶち切れた原因だったのかを思い出そうとしても、なかなか浮かばないのですが、冷静に振り返ればそんなことだったように思います。

最近は妻が自分でできる範囲が随分と増えましたし、ハンディキャップを抱えた生活そのものに慣れてきたこともあって、喧嘩はほとんどなくなりました。

それでもたくさんの反省を込めて、過去にやってしまったことをここで告白することで、皆さんに自分だけではないのだということを知っていただければ、私の愚かな言動も人のために役立ったことになります。もちろん、私がそうだったから、多少ぶち切れてもいいなどと傲慢なことを言うつもりは毛頭ありません。

リハビリテーション病院を退院して間もないころは、まだまだ身体が不安定で、バランスの取り方が本人ですら驚くほど分かっていないのですから、「こんなこともできないのか」「やる気がないのか」「いい加減にしてくれ」などのセリフは、絶対に言ってはいけません。**本人も、自分の身体がコントロールできないことにいらだったり戸惑ったりしている**のですから。

実際、事故や病気で手足を失った人が、あたかも手足が元に戻ったような錯覚に陥ることがあるという話を聞いたことがあります。幻視、ドッペルゲンガー、デジャヴなどの不思議な体験は、科学的にもその正体が分かりつつあるといいますが、手足の麻痺についても似たような現象が起きるのかもしれません。

自分の麻痺している手足が動いている幻覚を見たことがあると妻から何度か聞いたことがありますし、体験として人から聞いたこともあります。麻痺という現実を理性では正しく理解していても、どうにもコントロールできない感覚のようなものが存在するのかもしれません。

また、これだけは強調しておきたいのですが、**どんなに腹が立つことがあっても、どんなに悔しいことがあっても、暴力だけは絶対に振るわない**でください。

彼女がかつて健常者だったころにした大喧嘩で、ほんの1、2回だったとは思いますが、正直言うと妻を叩いたことがあります。何が原因だったかはもう忘れてしまいましたが、床に倒れて泣いた妻の姿が今でも脳裏に焼きついていますから、大きな後悔が一生消えないことだけは間違いありません。

ここであえて書くまでもないことですが、片麻痺の身体になってしまった相手を、どんなに軽くであっても叩いたり押し倒したりする行為は、下手をすると死に至る危険があります。

ニュースを見ていると、「ついカッとして」「殺すつもりはなかった」などという言い訳がたびたび聞かれますが、いくら頭に血が上っても、絶対に手を上げてはいけない……そんな当たり前のことがふとしたことから破られてしまうからこそ、家族を殺《あや》めてしまう悲劇が繰り返し起きているのだと思います。

怒鳴る前に必ず一度深呼吸をする、いったんその場を外して冷静になってから元の場に戻るなど、ぶち切れないための方法は人によってさまざまでしょう。そして、人間なのですから、**腹が立つのは当たり前なのだと開き直ることも有効な手段**だと思います。

口で言うのは簡単でも、絶対にぶち切れないということを守りとおす難しさを人一倍承知しているからこそ、自分の愚かさは棚に上げて「ポイント」として挙げさせていただきました。

Point

64 介護を続けていれば、誰もが一度や二度はぶち切れる瞬間がある

65 腹が立つのは当たり前だと思えば、気分が落ち着き、自己嫌悪に陥ることも少ない

66 どんなに激怒しても、絶対に暴力だけは振るってはいけない

3 気持ちを共有して励まし合える仲間を見つける

脳卒中は、リハビリテーションに極めて長い時間を要する病気ですから、自立した生活ができるまでは家族の支えが大切であるのはもちろんのこと、できれば同じように病気と闘っている仲間が近くにいると、相手の身になってお互いに励まし合うことができると思います。

健常者からの慰めや激励はどちらかというと一方的になりがちで、ときには白々しく聞こえたり、ときにはかえって反発を生んだりして逆効果になることもありますが、**同じ境遇に置かれた者同士の言葉には重みがありますし、自然な優しさでお互いを支え合うことができる**からです。

妻の場合は、私の一つ歳下の従妹との励まし合いがそんな関係でした。従妹はがんに侵されており、脳梗塞とは病気こそ異なりますが、性格的にも環境的にも共通点が多かったことが仲間意識を強くしたのでしょう。

病気の従妹との励まし合い

私は富山県滑川《なめりかわ》市の小さな田舎町で生まれました。蜃気楼が見えることで有名な場所で、ホタルイカの産地としても知られています。子どものころは、従妹と私の弟といつも3人で海や山で遊び回っていたものです。現在、私は埼玉県に住んでいますが、従妹は富山市に嫁いでいました。

そんな従妹が、胸腺がんという日本人には極めて珍しいがんを発症したことを知ったのは、5、6年ほど前でした。胸腺とは、胸骨の裏側、心臓の上前部にあって、Tリンパ球という白血球を作る臓器です。握りこぶしほどの大きさで、子どものころには身体の免疫を担う役割を果たしていますが、大人になるとその機能を失ってしまうので、ここに発生するがんで症状が現れることは極めてまれなのだそうです。

逆に言うと、定期検診などのX線写真で偶然に発見されない限りなかなか見つからず、症状が現れたときには、かなり進行してしまっていることが多いという厄介ながんらしいのです。治療法も日本ではほとんど確立されておらず、従妹も海外からの情報を基にして、抗がん剤による治療を中心に入退院を繰り返していました。幸いにも進行が遅かったので、調子の良い時期は健常者とあまり変わらない生活を送ることができていました。

そんな彼女が、同じように辛い病気と闘っている妻と意気投合したのは自然の成り行きだったのかもしれません。埼玉県と富山県という地理的には随分と離れた場所にいても、今は携帯電話やメールがありますから、コミュニケーションを取る手段にはあまり不自由しません。

そんな二人には、女性同士としてお互いの立場から私の悪口を言い合うことが最大のストレス解消だったようです。富山弁丸出しで話す従妹はおしゃべり好きの一面もあり、長い時間電話で話をしていたこともたびたびだったようです。

「夕方、薄暗くなり始めるころに、寝室で一人ベッドに横になっていると、胸がつぶれそうになるほど心細いやら、寂しいやら、悔しいやら……でも、誰も来てくれないし、何をする気にもならないし……」

などという普通に聞けば超ネガティブと受け取られかねない会話も、二人でしていると妙に納得し合えたようで、逆になぜか勇気づけられることが多かったと妻はよく言っていました。

従妹は私と年齢が一つしか違わないのに、いい歳をして自分の娘と一緒に人気アイドルグループ「嵐」の大ファンを自認していました。コンサートがあると、熱狂的に大騒ぎをしていたものです。

2013年9月にアラフェス・ラストライブという国立競技場最後のコンサートが行われたときには、娘と二人で東京に出てきて、喜び勇んで新宿のホテルに投宿したのを、つい昨日のことのように思い出します。

私たち夫婦と従妹たち親子の4人で食事をしたときに、妻が杖を使って不自由そうに歩く姿を初めて目の当たりにした従妹は涙を浮かべながら、

「お互い、絶対に良くなろうね。今度会うときは、二人とも元気になっているんだからね」

と妻の手を強く握りしめて言っていたのがとても強く印象に残っています。

誤解していただきたくないのですが、二人は単にネガティブに傷の舐め合いをしていたのでは決してありません。いつでも明日を見据えた力強い励まし合いをしていたからこそ、お互いが理想的な心の支えになれたに違いないのです。

すべての人がこうした良き「相棒」を見つけられるとは思いませんが、そんな関係を築ける人がいれば、お互いにいい方向に向かえるのではないかと思います。もちろん親戚である必要はありません。

「北陸新幹線が開業したら、大宮から富山までたったの1時間44分で行くことができるようになるのよ……そうしたら、お互いに何遍でも行ったり来たりしようね」

私が子どものころは、蒸気機関車が牽引する鈍行列車で東京までは12時間もかかっていたように記憶しています。碓氷峠《うすいとうげ》という当時としては超難所を通らなければならなかったので、とにかく時間がかかったのです。窓から入り込む「すす」で顔が真っ黒に……、というのはさす

がになかったかもしれませんが、記憶のどこかにはそんな風景が残っているような気がしてなりません。それが今では……夢のような世界です。二人が素敵な約束をしたのも当然のことでした。

それは、あまりにも突然の知らせでした。２０１５年1月のある日、スーパーで夕食の買い物をしている最中に私のｉＰｈｏｎｅがけたたましい音で鳴り出しました。発信者を見ると、何と従妹の娘です。それまで娘からは一度も電話をもらったことがなかったので、一瞬で何が起きたかを悟りました。

「母が……母が、亡くなりました」

11月ごろから抵抗力が極端に落ちて、親族であっても面会すらできない日々が続いていました。ですから、それなりに覚悟はしていましたが、それはもう少し先のことだと勝手に思い込んでいたので、信じられない思いでした。帰宅してすぐに、従妹が遠い世界に旅立ったことを妻に告げました。私ももちろん悲しみのどん底に沈みましたが、妻の落胆ぶりは想像以上でした。

「二人で病気に打ち勝って、二人とも治ったら、二人で旅行に行こうねって約束したじゃないの！　ウソつき！　何であたしより若いくせに、先に逝っちゃうのよ！」

私と血を分けた従妹ですが、妻はずっと本当の妹のようにかわいがっていただけに、私も言葉が見つかりませんでした。早いもので一周忌も過ぎましたが、今でも心のすき間をふさぐものがありません。

すべての人が、こんなに素晴らしい「心の相棒」を持てるわけではないかもしれませんが、気持ちを共有できる相手や仲間を見つけることは、非常に重要なことだと思います。

ピアグループの試み

ここで、以前から学校教育の現場などで試され、それなりの効果を上げている「ピアグループ」(Peer Group)をご紹介しましょう。

もともとピアグループとは、単に幼児期の友人関係のあり方を指すものでした。しかし、もう少し年齢が上の子どもたちを対象に、学習の習熟度が近い生徒たちをグループにして教育するという方法を試したところ、学習成果に好ましい影響があることが分かったというのです。

一緒に勉強する友だちが優秀であれば、自分もその友だちに引きずられて勉強が進み、成績が上がるというのがいい例です。言われてみれば、小中学生のころにそのような体験をしたことがあるような気がします。

近年、この効果を介護やリハビリテーションの現場に生かそうという動きがあるそうです。

例えば、デイサービスにはさまざまな病気のさまざまな症状の利用者がいます。かつてはグルーピングの仕方にあまり注意を払わず、時間を一緒に過ごすだけというのが一般的でした。ところが、**発症の原因や後遺症の状況、さらには生活環境などができるだけ近い人を一つのグループにして会話や活動を行うと、リハビリテーションの成果に大きな差が出る**というのです。

「オレンジカフェ」（認知症カフェ）という、認知症の人たちが集まる場所があるのをご存じでしょうか。カフェには介護している家族も来るし、医師やケアマネジャー、ときには役所の人も来ます。そこでは、みんなが同じです。同じ場所に集まる仲間として美味しいお茶を飲み、お茶菓子をいただき、ゆったりと語り合っています。

脳卒中の後遺症と闘う人たちにも、オレンジカフェと同じように一緒に集まる仲間と場所が必要なのではないかという考えから、デイサービスや特別養護老人ホームなどの施設でもピアグループの試みがされ始めたのだといいます。

家族や周囲の人たちの支援ももちろん大切ですが、**同じ苦しみを共有する仲間との触れ合いが、何よりの勇気やパワーの源泉になる**ことは容易に想像できます。ピアグループ効果に期待して、そんな試みをしているデイサービスなどの施設を探すのはいい方法かもしれません。

Point

67 脳卒中を発症した状況や症状が似ている仲間がいると、気持ちを共有しやすい

68 仲間とはネガティブな感情で単に傷を舐め合うのではなく、お互いにポジティブ思考を持つ

69 ピアグループ効果を考えたグルーピングをするデイサービスなどの施設がある

4 頑張りすぎない勇気を持つ

介護用品のテレビCMや、介護問題を特集した番組などでは、「頑張りすぎない勇気」という言葉がよく登場します。愛する人の介護に自らのすべてを犠牲にして全精力を注ぎ込んだ揚げ句、気がついたときには**「燃え尽き症候群」になっていたり、「介護うつ」の症状が深刻になっていたりと、家族が共倒れになってしまう事例はたくさん**報告されています。だからこそ、「頑張りすぎない勇気」を持つことの重要性が叫ばれているのではないでしょうか。

完璧にできずに落ち込む「負のスパイラル」

介護を続けていると、少しでも休んだり手を抜いたりすると、愛情が足りないのではないかと自分自身を責めたり、本当は介護なんかしたくないのだと相手に思われているのではないかと錯覚したりすることがあります。

私も自らの完璧主義という性格も災いして、他の人に少しでも介護を代わってもらったり、やむを得ない事情で家事が滞ってしまったりすると、必ずといってよいほど、

「ああ、自分はいったい何をしているのだろう。後遺症と必死に闘っているたった一人の妻を支えることすらできないダメな男なのだ……」

と激しく落ち込みました。長年介護をしている先輩たちから何度、「共倒れに注意しなさい」と聞かされても、

「自分だけは大丈夫、とにかく彼女が自立した生活を送れるようになるまでは、私一人で完璧にやり遂げてみせる！」

そんなふうに、愚かにも独りよがりな妄想を抱いていたのです。周囲から、「旦那さんは、本当に偉いね」とか「私なんかには、とてもマネができない」などと言って褒められると、なおさらドつぼにはまっていきました。豚もおだてられて木に登ってしまったというわけです。

しかし、その無理な頑張りは1年もたたないうちに少しずつ崩れ始めていきます。それは、次の三つの理由からです。

・介護には一日の休みもない
・介護はいつ終わるのかゴールが見えない

・仕事はもちろん、他にもやらなければならないことが常に山積みになっている

分かっていてもやっぱり自分を責めてしまう……そして、また崩れてしまう……それを繰り返しているうちに、いつの間にかすべてがどうでもよくなってしまうときが来てしまったのです。介護うつの初期症状だったのかもしれません。

この恐るべき負のスパイラルから抜け出せた、ただ一つの言葉が「頑張りすぎない勇気」だったと言っていいと思います。少しぐらいさぼっても、手を抜いても、大した問題ではないのだとタカをくくる気持ちが非常に重要なのです。

さらに、もう一つ、とても大切なことをお伝えします。それは、介護をされている方も、

「あの人は無理して頑張りすぎているのではないか」
「このままでは、いつか心が折れてしまうのではないか」

と心の中では心配しているということです。それを口に出せば、一生懸命にやってくれている相手をかえって傷つけてしまうかもしれない……そんな思いから何も言えずに、結果的に大きな悲劇を招いてしまうということは避けなければならないと思います。

コラム

介護うつ

清水由貴子というタレントを覚えていますか。1959年に生まれ、1976年に歌手デビュー、その後も女優やバラエティなどさまざまな分野で活躍した、とても明るいアイドルでした。

彼女の母親は何年も前から糖尿病と腎臓病を患い、ほとんど目が見えない要介護5（最重度の介護を要する状態）だったそうです。そのため、彼女は2006年に芸能活動を引退して母親を介護していました。それだけではなく、母親がデイケアに行っている合間に電話のオペレーターのパート勤務もこなし、一家の大黒柱として明るくふるまっていたといいます。

しかし2009年4月に、彼女が静岡県小山町にある冨士霊園の父親の墓前で硫化水素を吸い、自殺しているのが見つかりました。遺体のそばには、車いすの母（80）が呆然とたたずみ、由貴子さんの携帯電話が置かれていたといいます。

《良ちゃん（妹） 母ちゃんを連れていく事許して下さい　天国で良子の幸せ見守っています　母ちゃんの部屋に手紙があります　よろしくお願いいたします　じゃぁね　さよなら　ごめんね》

死の直前に書かれたこのメールには、母親と無理心中しようとしていた様子がうかがわれます。

元マネージャーによれば、由貴子さんは自殺の直前まで悲壮な覚悟を誰にも悟られることなく、いつも笑顔で外の人には苦労を見せたことがない人だったということです。

（以上、産経デジタルの記事より）

由貴子さんの自殺をきっかけに、「介護うつ」という言葉が一般に使われるようになったのだといいます。

自殺や殺人も他人事ではない

最近は、介護うつよりもさらに悲惨な「介護殺人」という絶望的なニュースを耳にすることがあります。介護の苦しみに耐えられなくなって、長年連れ添った伴侶や最愛の家族をやむなく殺してしまうという痛ましい事件は、とても他人事《ひとごと》とは思えないだけに、聞くだけで涙があふれてきます。

介護をたった一人で背負い込んでしまうと、誰にも言えない孤独感に襲われたり、一向に回復しない状況に耐えられなくなったり、自分だけがどれだけ頑張ってもどうにかなるものではないという無力感に打ちひしがれたりして、やがて燃え尽きてしまうのだと言われています。そんなことになれば、悲劇はさらに拡大するだけです。一人で遠くへ旅立ったり、共倒れになったりしないためにも、頑張りすぎない勇気を持つことの大切さを、本当に、本当に分かっていただきたいと思います。

頑張りすぎないためには、具体的にどうすればいいのかという問いに対する答えの一つは、「行政サービスを最大限活用する」（第2章4、6参照）ことです。

妻がデイサービスでご一緒しているご婦人は、ヘルパーをまったく頼んでおらず、すでに80

歳を過ぎたご主人が入浴の介助を含めすべてを一人でされているそうです。入浴の介助は若い人にとっても想像以上に大変で、ましてや高齢の方にとっては体力的にも厳しいことです。ご主人は頑張りすぎているのだと思います。

他人を家に上げるのがイヤ、費用がもったいない、介護保険の支給限度基準がすでにいっぱいなど、訪問介護を受けない理由はさまざまだと思いますが、介護保険をうまく活用する方法や、自分たちに合うサービスについて、ケアマネジャーとよく相談するのがいいと思います。頑張りすぎない勇気を持ち、頑張らずに済む方策を探ってください。

Point

70 介護には休みがなく、ゴールも見えない。一人で完璧にやり続けるのは無理だと割り切る

71 介護する方が肉体的・精神的にまいって、共倒れになるのが一番いけない

72 介護うつによる自殺や殺人など最悪の事態を招かないためにも、頑張りすぎない勇気を持つ

5 親戚や子どもを当てにしない

妻がリハビリテーション病院を退院してからしばらくして、一つ大きく誤解していたことに気づかされました。その誤解とは、**要介護の身になってしまった妻のために、親戚や子どもたちが当然のように家事や介護を手伝ってくれるという思い込み**です。

世の中に、そういう親戚や子どもたちの例もたくさんあるのは事実ですが、現実問題としてみんなそれぞれの家庭があり、それぞれの生活で手いっぱいですから、基本的に期待してはいけないのです。

最初のころはそれが分からず、イライラしたり、突然に怒鳴ったり、妻に当たったりもしました。特に、周囲で献身的に面倒を見てくれる息子さんやお嬢さんの話を聞くと、本当にがっかりしたことを覚えています。

何がきっかけで、それが悲しい錯覚であり、期待した私の方が悪いのだということに気がついたのかはもう忘れてしまいましたが、きっかけなどはどうでもいいことで、とにかく私にとっては気がつくことが大切でした。

実は、本書の執筆当初の下書きでは、この項は非常に長く、誰も何もしてくれないことに対する恨みを延々と書いていました。ところが、時間をおいて自分の書いた下書きを冷静に読み返してみると、何とも見苦しい内容であることにはっと気づいて、自分が恥ずかしくなってしまったのです。

ひょっとすると、この恥ずかしいと感じたこと自体が、自分の愚かな錯覚に気づいたきっかけだったのかもしれません。その後、全文を削除して、まったく新たに書き起こしたのがこの原稿です。

それからは、たまに親戚が来てくれると嬉しいと感じるようになりました。特に妻は、自分の二人の兄への兄弟愛がかなり強いので、兄たちに会うことを楽しみにしていたようです。長兄は妻より18歳も上で、二人とも古いタイプのいわゆる「昭和の男」ですから、家事や介護にはあまり関与せずに、ただニコニコと見守ってくれるだけでしたが……。

病気のことは別にしても、**誰かを当てにしたり、頼ったりするのが当然ではない**のだと何かが教えてくれたことは、私にとっては大切な気づきでした。ですから、ここでは単なる愚痴ではなく、親戚や子どもを当てにしてはいけないというメッセージを皆さんにお伝えしたいと思います。

「遠くの親戚より近くの他人」ということわざがあります。妻の友だちの中に掃除や衣類の片付けなどを手伝いに来てくれる女性がいて、とても助かりました。夏物と冬物の衣類を入れ替えるときなどは予想以上に大仕事で、一人でやろうとすると気が重いため、誰かが手伝ってくれるのは本当にありがたいのです。人は誰でも、誰かの力を借りて生きているのですから、こんなときには変なこだわりを捨てれば気持ちも楽になります。

Point

73 親戚や子どもたちが介護や家事を手伝ってくれるのは、当然ではない

74 みんな、それぞれ家庭があり、自分たちの生活で手いっぱいであることを理解する

75 身内へのこだわりを捨て、身近な人の助けを素直に受け入れる

6 他人の体験談から気づきを得る

「もっと辛い思いをしている人なんて世の中にはたくさんいるのだから、大丈夫よ」という言葉を多くの人たちから頂きました。落ち込んでいる私たちを励ましてくださるつもりだろうと思います。確かにそのとおりですし、こうした言葉にいちいち反応する方がどうかしているのかもしれません。

しかし残念なことに、私はどうも性格が素直ではないようで、他人からそう言われるとかえって反発を感じてしまうのです。

「そんなことはあなたに言われなくても充分に分かっている」

「あなたに私たちの何が分かるというのか」

「〝大丈夫よ〟とは、どういう意味か」

「だから、何だっていうの」

そのくせ、冷静になると「もっと辛い思いをしている人」の、その辛い思いとはどんなものなのか、どうやってその苦しみを乗り越えたのかをぜひとも知りたい、教えていただきたいという願望もまた強かったのです。

ですから、「もっと辛い思いをしている人」の実話をテレビで見たり、雑誌などで記事を読んだりする機会は以前よりずっと増えましたし、それこそ私たちだけが悲劇のヒロインではないのだと、率直に思えることは数え切れないほどありました。

少なくとも、**いろいろな人の経験や話を聞くと、そのたびに新しい発見があり、病気と闘い続けて、その苦しみを乗り越えてきた人の言葉に、深みや重みを感じます。**当然のことながら、素直に耳を傾ける価値があるのです。

このように気づきを得られる話は、たくさんあります。なぜなら悲しいことに、脳卒中やがんの患者は何百万人もいらっしゃいますし、そのご家族となればさらに多くの人たちの経験がたくさん積み重なっているからです。

しかし、私が見たり聞いたりしたエピソードを幾つ並べてみても、冒頭のセリフではありませんが、「そんなこと、あなたに言われなくても分かっている」ということになりかねません。

私が特に勇気づけられた話題を一つだけご紹介します。

小椋佳「63歳のメッセージ」

数年前になりますが、ＮＨＫ総合テレビの「プレミアム10」という番組で、小椋佳が取り上げられたことがありました。

小椋佳は第17回日本レコード大賞に輝いた「シクラメンのかほり」や、美空ひばりが亡くなる３年前に発表した「愛燦燦」の作者としても有名なシンガーソングライターです。

しかし、小椋佳の次男・宏司くんが１９８７年７月、当時まだ14歳（中学２年生）のときに脳梗塞に襲われたことは、あまり知られていません。

発症当時、一言も発することができず、身体の麻痺だけではなく、記憶や言語など広範囲にハンディキャップを負ってしまった宏司くんを診た医師は、14歳という若年で発症する脳梗塞の経験がなく、「生涯しゃべることはかなわないかもしれないし、普通の生活はできないことは覚悟してください」と告げたそうです。

そんな宏司くんが、発症してから何年かが経過したある日、父である小椋佳が作詞・作曲した子供ミュージカルの一曲を突然歌い出したというのです。映像を見る限り、はっきりした発音と音程で歌っている様子が見て取れます。

それでも、健常者とほぼ同じ生活ができるレベルに回復するまでには、それから約10年を要したといいます。

そして、ハンディキャップを負ってしまった身で健常者と同じ競争社会で生きていくことは難しいと判断し、たまたま宏司くんが興味を持っていた和楽器「琵琶」を作る匠に弟子入りしました。小椋佳自身も、もともと父親の影響で琵琶には造詣が深かったようで、最近のアルバムには琵琶を使った名曲が幾つかあります。

小椋佳のエピソードに、次の点で私は大きな勇気をもらいました。

・ある日、突然に脳からの指令が伝わるようになることがある
・医師から回復が極めて難しいと告げられていたにもかかわらず、琵琶職人という手先を器用に使う職人として、見事に社会復帰を果たすことができた
・それでも、約10年という年月を要した
・そんなご家族を抱えながら、小椋佳自身はずっと第一級の楽曲を提供し続けた

小椋佳は、ご本人もがんを乗り越えながら、今でもたぶん楽曲を創造し続けているに違いありません。妻が通うデイサービスでも、多くの人たちが励みになったといって話題になった逸話です。

Point

76 人間だからこそ、励まされて反発することもあれば、素直になることもある

77 自分自身や家族にとって励みや癒しになる体験談は、たくさんある

78 病気と闘い、乗り越えてきた人やその家族の言葉には、深みと重みがある

7 「命あっての物種」と改めて知る

夜遅く、仕事を終えてベッドにもぐり込んだ瞬間に、冷たい涙が込み上げてきました。もう二度と、あの忙しくも充実していた素敵な日々に戻ることはできないのかと思ったら、どうしようもない悲しみに包まれてしまったのです。涙はいつまでも止まることがなく、やがては声を上げて泣いてしまいました。

自殺を考えたことも一度や二度ではない

「いつまでこんな果てしのない辛さに耐え続ければいいんだ……もう限界だ」

「死ねば楽になれる、二人で死ねば今よりきっと幸せに違いない……」

そんなふうに思って、自殺を考えたことは一度や二度ではありませんでした。一人では生きていけない妻を置いて、自分だけが死ぬなんてことは絶対にできませんから、彼女を殺してから自分も死のうと真剣に考えました。

それでも妻の寝顔を見ていると、彼女を殺す勇気など持てるはずもありません。それがまた自分の情けない弱さを自覚させられるような結果になって、どうしようもなく涙を流し続けたことを思い出します。

一時的には音楽や映画で辛さを紛らわすことはできるかもしれませんし、励ましや慰めの言葉もきっと役には立つでしょう。でも、**長期的に病気と闘い続けている妻を支えていく難しさや厳しさを本質的に解決するのは、自らの気持ちを変えられない限り不可能**だと思うのです。

今でも私は、すべての辛さを克服したという自信はありません。それでも何とか立ち直れたきっかけの一つには、「死にたくない」「まだやらなきゃいけないことがいっぱいある」と言い続けながらも、がんで死んでいった従妹のことがあります。彼女の無念を思うと、自分で自分の命を絶つなどとんでもないことのように思えてくるのです。

もちろん何よりも、ほんのわずかずつではあっても妻が回復に向かっていることや、一時は絶望に沈んでいた仕事の面でも少しずつ明るい灯が見えてきたことも、何とか生きていく勇気を持てるようになってきた理由の一つだと思っています。

願い続けていれば、いつかはかなう

「止まない雨はない」「冬来たりなば春遠からじ」「明けない夜はない」「人間《じんかん》万事塞翁が馬」……言い古された言葉ばかりですが、何でもないときは120％納得するこれらの言葉も、実際に自分が本当に辛い立場に立たされると、そう簡単にはうなずけないものなのです。

そのことは私自身が経験してきたから本当によく分かるのですが、これも多くの人が口にするとおり、「命あっての物種」という表現が、実は最も重みのある言葉なのかもしれません。

いつかはきっといいことがある……そう信じて、前を向いて一歩ずつ歩いています。この本を書こうと思った動機の一つには、死のうと思った経験を持つ私だからこそ、どうしようもなく落ち込んでいる方々にも、何としてでも生き続ける勇気を持っていただきたいと強く思ったことがあります。

これからも、また死にたくなるほど辛いことは起きるかもしれませんが、そのときはまた生きていくことの大切さを思い起こすつもりでいます。

私の稚拙な文章で、そう簡単に勇気を持っていただけるなどと思い上がったことは考えていませんが、「願い続けていれば、いつかはかなう」という平凡な言葉をこの項の最後にお贈りしたいと思います。

Point

79 愛する家族の介護の辛さに、死んでしまいたいと絶望するのはあなただけではない

80 自分の気持ちを変えることで、辛い気持ちを乗り越える

81 「願い続けていれば、いつかはかなう」と信じてみよう

8 去りゆく友を追うより、新たな出会いを大切に

妻の友人たちの中には、リハビリテーション病院を退院すればすっかり病気が治って元通りの生活ができるようになると錯覚していた人たちが少なくなかったようです。

しかし現実問題としては、元気だったころと同じように夜の街に繰り出すことはもちろん、素敵な洋服を探しに行ったり、ささやかなランチに行ったりすることさえも、ハンディキャップを持つ人と一緒に行動することが、健常者にとって簡単なことではないと徐々に分かってきます。

すると、かつて友人だった人たちも、少しずつ去っていくのです。去ろうと意図しているのではないかもしれませんが、少なくとも一緒に何かをする頻度は下がっていきました。

退院直後は、お見舞いを兼ねて何度か家に遊びに来てくれた奥さんたちも、少しずつ回数が減っていき、気がついてみると友だちだと思っていた人たちのほとんどが来なくなっていました。

一緒に連れて歩いて、もしけがでもさせてしまったら大変……、自分がお酒に酔ってしまったらやっぱり責任が持てないわ……、一緒にスポーツがしたいけど無理よね……、理由はさまざまでしょうが、一度も連絡すらしてくれなくなってしまったかつての友だちの何と多いことでしょうか。残念ですし、寂しいことではありますが、彼女たちの気持ちも分からないわけではありません。

一方で、介護やリハビリを通して新しい友人ができました。**去りゆく人を強引に引き留めてもムダですから、新しい出会いや交流を大切にする方が幸せになれる**と思います。

人は、年齢が高くなればなるほど、新しい友人を見つけることが難しくなるといいます。誤解を恐れずに言わせていただくと、真の友情や誰にも負けない信頼関係などという青春時代の忘れ物を今さら探そうとするのではなく、お互いの元気をちょっと確かめ合う、他愛のない軽い会話に心を和ませる、そんなお付き合いで充分なのではないかと思うことがあります。

男性がそれすらできず孤独の殻にこもって、ますます自らの世界を狭くしてしまうのに比べれば、女性の社交性は見習うべきものではないかと思います。

亡くなった私の母が「物言わぬは腹ふくるるわざなり」という言葉が好きで、文句も言わずに黙っているとストレスが溜まるばかりなので、とにかくいろいろな人とコミュニケーションを取ることが大事なのだと小さいころから教えられてきました（後にこの言葉は、兼好法師が書いた『徒然草』にある一節だと知りました）。

新しい友……もし、そう呼ぶのに抵抗があるなら、新しい知り合いでもいいでしょう。**新しい知人を大切にすれば、新しい発見があり、さらにまたいい出会いが生まれる**こともあります。

こんなふうに偉そうに書いている私自身が、一番友だちのつくり方が下手なのですから、何とも締まらない話ではありますけれど……。

妻の友だちの中に、何年も変わらずにお付き合いを続けてくれているK子さんという奥さんがいます。妻がK子さんこそが最も大切な友人の一人だと言うのを聞いたことがあります。

２００６年に妻が脊椎管狭窄症の手術を受けたことは序章で書きましたが、そのときもK子さんは毎日のようにお見舞いに来てくれた唯一の友人でした。折から台風が来ていて、横殴りの暴風雨に歩くこともままならない日にさえ病院に来てくれたことは、わが家では語り草になっています。

そんな彼女が今回も本当に妻の心の支えになってくれたことは、いくら感謝してもしきれません。退院してから4年以上の月日が流れましたが、相変わらず時間があればうちに来てくれています。

「絶対、良くなるからね」

「治ったら、また一緒に旅行に行こうね」

そんなありきたりの言葉も、K子さんが言ってくれると本当に心の励みになると妻は言います。

男性である私から見れば、二人の関係はとても羨ましく思えます。会社の同僚は、しょせん仕事を通しての付き合いですし、学生時代の親友たちとはだんだん疎遠になってきている私は、妻と同じような境遇に置かれたらどうなるだろうと思うと、正直言って考えさせられるものがあります。

Point

82 多くの友だちは、退院すれば発症前と同じような生活ができると誤解している

83 ハンディキャップを負った人と一緒に行動するのは難しいと、去っていく友は多い

84 新しい出会いを大切にすれば、そこからまた何かが生まれる

9 介護と家事と仕事に完璧を求めない

「介護は大変です」などと軽く一口で言いますが、現実の生活では、ただ介護だけをしていればいいというわけではありません。すなわち、

・洗濯、掃除、買い物、食事の支度や後片付けなどの家事全般
・着替えの手伝い、入浴の補助、階段昇降の見守り、車椅子での移動などの介助
・定期的な病院への送迎、再発防止の支援
・精神的なケア、常に不安定な心の支え
・介護保険、健康保険、障害者手帳をはじめとする各種申請や手続き

など、何役も一人でこなさなければなりません。さらに、私のような現役世代であれば、

・生活が成り立つ収入の確保

という極めて重大な務めも果たさなければならないのです。病気を発症する前も、もちろん家事の手伝いなどを少しはやっていましたが、「簡単な家事手伝い」と「家事全般を一人で担うこと」とでは雲泥の差があります。

また、病院へ連れて行く頻度や、薬を処方しに行く頻度、精神的なケアをする頻度なども、健常者だったころとは桁違いに多くなります。

会社の仕事は週に1日か2日の休みがあり、仕事のことをしばし忘れることもできますが、**介護や家事は極論すると1時間の休みもなく、昼夜の区別もなく、何かあればいつでもすぐに対応しなければならないという点で、精神的にも大きな負担が掛かります。**

ヘルパーやデイサービスの方々の力を借りたとしても、家族の負担はゼロにはなりません。当初想像していたよりもはるかに大変な毎日であることには、早い時期に気がつくと思います。

私自身を含めて、日本人には完璧主義者と言われる人の割合が高いとどこかで聞いた覚えがあります。そんな人たちが介護と家事と仕事のすべてをうまくこなそうとするのは、自分に大きなプレッシャーを課すことに他ならないでしょう。さらに、周囲の人たちから、

「あそこのうちのご主人は、本当に偉いわよね。なかなかできないわよ」

などと言われようものなら、その期待を裏切ってはいけない、本当はダメな人だったと思われたくない……そんな気持ちまで手伝って、逃げ道のない世界に押し込められてしまうのです。

私はこの袋小路に迷い込んで、2年ほどは抜け出すことができませんでした。今でもその悩みを完全に払拭できているわけではありません。それでも、少しずつ「手を抜く」ことを覚えてきたことだけは間違いありません。恥を忍んで、幾つか例を挙げたいと思います。

・本格的に掃除機をかけるのは2週間に一度ぐらい（普段はコードレス掃除機で簡単に済ませる）
・敷地内に溜まった枯葉やゴミをきれいに片付けるのは月に一度程度
・家の外壁の黒や緑のカビは高圧洗浄機で年に一度除去する程度
・大の車好きなのに、洗車は半年に一度程度
・風呂場の掃除は風呂桶と床のみで、天井やブラインドは放置したまま

細かい手抜きはもっとたくさんありますが、こうして少しずつ自分を追い込む罠を緩めてい

くのが、今できている精いっぱいの対策です。

人間は、そう簡単に自分の性癖や習慣を改めることができません。ですから、少しずつの意識改革でいいと自分を無理に納得させているのですが、それでも毎日洗濯機を回すのだけはなかなかやめられませんし、買い物や食事の支度という負担の大きな家事は、うまい手抜き方法が見つけられないままでいます。

リハビリテーション病院を退院してから1年ほどは、家事や介護の負担の大きさが原因で大爆発を起こしたことが何度かありましたが、今ではそれがなくなっただけでも進歩したのだと自分を慰めています。

あまりいいアドバイスはできませんが、ここは皆が悩むポイントなのだと気づいていただければ、それだけでも価値はあると思います。

Point

85 家事全般、介助に見守り、メンタルケア……、そして仕事も毎日続く

86 完璧主義やよく見られたい気持ちをすぐに切り替えるのは難しいが、焦らずに少しずつ

87 手抜きの方法を考えて、それでいいと開き直る

10 「夫婦の絆が最高の財産」だと再認識する

自分で言うのは相当に気恥ずかしいのですが、私たちは自他共に認める仲良し夫婦として、ご近所や友人たちやリハビリテーション関係者の間でそのラブラブぶりは有名です（汗）。

そんな私たちの関係も、妻が発症してから4年余りの日々は良くも悪くも、極めて特殊なものでした。愛情と言えばいいのか、夫婦の絆と言えばいいのか分かりませんが、**絶対に壊れないほどに強固になった二人の関係は、多くのものを失ったこの病気の中で手に入れた、ひょっとすると唯一最大の財産**かもしれません。

今は、仕事を終えて帰宅すると家に明かりが点いていることに大きな安堵感を覚えます。ガチャッとドアの鍵を開けると、中から「お帰りなさい」という明るい声が聞こえることが何よりの幸せです。リハビリテーション病院に彼女が入院していた4カ月間は、季節が晩秋から冬にかけての寂しい時期だったせいもありますが、暗く冷たい部屋に一人で戻る虚しさに胸が押しつぶされそうな毎日だったからです。

今は、彼女が脱いだばかりのTシャツや肌着を、洗濯機に入れるために手に取ったときに感じる肌の温もり、仕事の合間に寝室からスーッ、スーッと微かに聞こえてくる寝息の音、朝目が覚めるとカシャッ、カシャッとうるさく聞こえてくる杖の音……、そうした何気ない音や温度や気配のすべてが、何とも言えずに愛しいのです。

もしかしたら、あの朝死んでいてもおかしくはなかった……、脳梗塞とはそれほど恐ろしい病気ですから、こうして生きている妻をはっきりと感じられることが何よりも貴重だと思うのです。

まったく動かない彼女の左手を見るときに、ふと涙がこぼれることがあります。絶望も、ヤケクソも、諦めも、怒りも、悲しみも、寂しさも、はかなさも、虚しさも、そして悔しさもすべてを飲み込んで、私は今を生きています。夫婦という、この世で最も基本的な単位がどれほど重いものか、どれほどかけがえのないものかを改めて噛みしめています。

世の中には、ひょっとすると夫婦としてうまくいっていないという方もいらっしゃるかもしれません。そんな方は、ぜひスキンシップを試してください。何を今さらなどとおっしゃらずに、もう一度夫婦として出逢ったころの原点に戻って、頬と頬を軽く合わせる、手をゆっくりと握りしめる、肩をお互いに抱き合う……、そんなちょっとした触れ合いを続けると、人間というのは情が湧いてくるものだと思うのです。

話は変わりますが、先日ふと思い立って、妻が入院していたリハビリテーション病院のすぐそばにある商業施設のショップ&レストランに二人で行ってみました。目的地は、入院してから数週間が過ぎたころ、初めて病院から外出許可を頂いたときに車椅子を押して、二人でディナーを食べに行った、ちょっとおしゃれなイタリアンレストランです。

あれは、ちょうどハロウィーンを間近に控えた時期でした。最近は日本でもハロウィーンの仮装はすっかり定着した感がありますが、あの当時も奇抜な仮装をした若者たちが大勢集まって騒いでいた光景をはっきりと覚えています。あの日と同じ店外のテーブルに座り、あの日と同じパスタを食べたときに、こんなことを思いました。

「あのときは、車椅子に乗り降りするだけでもかなり大変な思いをしたっけな。せっかく病院から外出許可をもらったのに、1時間もしないうちにぐったりと疲れ果てて、病院に戻ったときにはむしろホッとしたんだったよな」

当時と比べれば、今は……確実に回復してきていることを改めて実感しましたし、4年半のいろいろな出来事を振り返るいいチャンスにもなりました。

入院生活のことは、もう二度と思い出したくないという方もいらっしゃるかもしれませんが、精神的に少し落ち着いたら、こんな思い出探しもまた新たな一歩を踏み出すためのエネルギーになるかもしれません。

さらに話は変わりますが、今から四半世紀ほど前、私たちは私の勤務先の海外子会社に出向する現地駐在員という立場で、ニューヨーク市の東側に位置するロングアイランドという郊外に住んでいました。郊外といっても、マンハッタンまでは車で30分もかからずに行ける住宅街です。

ゴルフを覚え、初めて見るアメリカンフットボールやバスケットボールに夢中になり、休みが取れると車で東海岸のあちこちに旅行に出掛けた若き日の思い出は、何年たっても色褪《あ》せることなく心の中に棲んでいます。

いつか、妻が自立した生活を送れる日が来たら、私たちがいつも「第二の故郷」と呼んでいる、二人が暮らしたあの街をもう一度訪ねてみたいと思っています。

ピザ屋さん、チャイニーズレストラン、日本食屋さん、パスタのおいしい店、そしてショッピングモール……、普通の旅行客なら絶対に行かない、そこに住んでいたからこそ日常的に通っていた思い出の店にもう一度行きたいのです。25年もたっていますから、もしかするともう存在していないかもしれないし、店主が代替わりしているかもしれません。それもまた楽しみの一つです。

今日すぐにでも、車椅子があれば飛行機に乗って海外に行くことぐらいはできると思いますが、彼女自身が車椅子での移動はせず、すべての行程を自分の足で歩いて行きたいと希望しているので、そうなるまではもう少し待とうと思っています。

少なくとも、こうした夢や目標を持つことは、精神的にはとても大きな励みになります。あと1年か2年か分かりませんが、ロングアイランドのあの場所に二人で立てたときに、長かった苦労もすべて報われる気がしています。

Point

88 夫婦とはかけがえのない、この世で最も基本的な単位である

89 入院していたころの思い出を訪ねると、新たな気づきがあり、歩んできた道を振り返るチャンスにもなる

90 多くのものを失ったけれど、強固になった愛情と夫婦の絆が、この病気で手に入れた最大の財産である

終章

人生、これから

ｉＰＳ細胞はもう少し時間がかかるらしい

２０１２年、妻がリハビリテーション病院を退院してちょうど１年がたとうとしていたころのことでした。京都大学の山中伸弥教授がｉＰＳ細胞でノーベル生理学・医学賞に輝くというニュースが日本中を駆け巡ったことは、記憶に新しいことと思います。

その後も、山中教授が所長をされている京都大学ｉＰＳ細胞研究所が民間の製薬会社とｉＰＳ細胞を使った共同研究の契約を締結したとか、がんになりにくい安全なｉＰＳ細胞を得るのに不可欠な技術を持つ米国の会社を富士フイルムが買収したとか、京都大学ｉＰＳ細胞研究所が「ｉＰＳ細胞ストック」の細胞を病気の治療用として外部機関に提供し始めたとか、再生医療製品の製造販売の申請から承認までの時間を大幅にスピードアップしたとか……、ｉＰＳ細胞に関わる本当にたくさんのニュースが報道されてきたことはご存じのとおりです。

ただ残念なことに、文化系の学部を卒業した私にはちんぷんかんぷんの内容がほとんどで、そもそもｉＰＳ細胞とはどんなもので、再生医療とは何なのか……、実は今でも正確に理解しているとは言い難い状況です。

本書を執筆するに当たって、難解なｉＰＳ細胞とやらの正体をとことん調べ尽くして、今まで誰もやってくれなかったような「超やさしい解説」をしてやろう……、そんな野望を抱いていたのですが、基礎的な知識が欠如しているために、どんな解説や記事を読んでも明確なイメージを頭の中に描けませんでした。

仕事の合間を縫って執筆する中で、多くの時間と労力をかけたにもかかわらず、結局は分かりやすい説明の一つも書けない自分を情けなく思うと同時に、こんなに難しいことを長年研究してきた山中教授はやっぱりノーベル賞ものだと、間抜けな感心をしたこともまた事実です。

しかし、考えてみれば人体の仕組みや構造などまったく理解していなくても、今日まで何の問題もなく生きてこられたわけですから、iPS細胞の何たるかを知らなくても、これから生きていくのに困ることなど何ひとつないのだと開き直ればいいに違いありません。

そうは言いつつ、「iPS細胞を人体へ初めて移植することに成功」という見出しに続いて、「目の難病『加齢黄斑変性』の臨床研究がスタートし、手術が無事終了し経過観察に入る」（「日本経済新聞」2014年9月12日）というワクワクするような報道を目にしたときは、まるで自分のことのように嬉しく感じました。

妻も、このニュースを聞いて大きな期待を抱いたと言っていました。ここ数年、再生医療に関わる研究は目覚ましい進歩を遂げているように見えますが、脳神経の再生は、純度の問題があって極めて難しい領域なのだと聞きました。今の技術では、マウスを使った実験でも頭ががん化してしまい、巨大に膨らんでやがては死に至るのが現実なのだそうです。

先に触れた京都大学iPS細胞研究所と製薬会社との研究開発に関わる契約も10年間で200億円と報道（「日本経済新聞」2015年4月18日）されていますので、実際に多くの患者が恩恵を受けられるようになるまでには、まだまだ課題が山積みなのだろうと推測します。治療に掛かる費用の問題も、実用化に向けてクリアしなければならない難問の一つです。

また、純粋な研究の分野とは別に、再生医療というビジネスの世界で誰がデファクトスタンダード（事実上の標準）を獲るかという熾烈な戦いも今後ますます激しさを増すことでしょう。

それでも、いつの日かがんや脳卒中のような悲しい病気が克服されるときがきっと来ると明るい希望を持てることは素晴らしいと思いますし、必ずその日が来ると信じてもいます。

人間は、残念ながら必ず死ぬ運命にあります。iPS細胞が実用化されたとしても、どうせ何らかの原因で人は死ぬのだから、本質的には意味のないことだと言う人もいます。

しかし私は、それは違うと思います。長い間家族のため、世のため、人のために必死に生きてきた人生の晩年になって、手足が動かなくなったり、がんの激痛に苦しんだりするような悪夢から解放されるとすれば、それだけでも充分に意味のあることだと思うからです。

ある日、本人さえ知らない間に痛みも苦しみもなくスーッと眠るように息を引き取る……、そんな理想に近い死に方ができる世界をつくってくれる魔法がiPS細胞なのかもしれないと思います。

長嶋茂雄終身名誉監督との出会い

リハビリテーション病院で訓練を受ける巨人軍の長嶋茂雄終身名誉監督を初めてお見かけしたときに、何かとてつもなく大きなパワーを感じたことをよく覚えています。普通、大きな病気をした人は多かれ少なかれ影が薄くなるものだと思います。しかし監督に限っては、最初は20メートル以上も離れた場所からだったにもかかわらず、明らかに一般の人たちとは違うオーラを発している人物がいるのを感じたほどですから、やはりただ者ではありません。病気をしてもなおこれだけの輝きを放ち続ける精神力の強さこそ、まさしく「ミスター・ジャイアンツ」と呼ばれた男のすごさなのだと実感させられました。

長嶋監督が、脳梗塞の中でも重篤な後遺症が残りやすいと言われる心原性脳梗塞を発症したのは2004年3月でした。私の妻と同じリハビリテーション病院に入院されていたことは知っていたし、今でもリハビリのため定期的に同じ病院に通っておられることも噂で聞いていました。

でも、あれだけの人気者ですから、一般人の目には触れない特別な個室かどこかでリハビリをされているに違いないと勝手な想像をしていたのです。ですから、生の長嶋監督ご本人をお見かけできるなどとは夢にも思っていませんでした。

お断りしておきますが、私は特別に長嶋さんのファンだったわけではありませんし、巨人ファンでもありません。それでも「すごい」人だと感じたことがすごいと思うのです。

その日、たまたまH病院推薦の装具屋との約束があった私たちは、図らずも2メートルほどの至近距離で、監督がランニングマシンを使って訓練されている姿を長い時間拝見する機会に恵まれました。

「それっ、よいしょ！　それっ、よいしょ！」

2人の理学療法士（PT）がランニングマシンの両側に一人ずつ付いて、大きな掛け声でリズムを刻むと、監督ご自身も、

「いち…、に…、さん…、し…、ご…、ろく…、しち…、はち…」

と大きな声で気合を入れながら、相当に速いスピードで、しかも長い時間、歩行訓練を続けていました。ふと、監督の足元を見ると、シューズに「3」が描かれているではありませんか。やはり背番号「3」は、永久に不滅なのです。

「右足はどう、上がってる?」

ときどき、麻痺している右足が上がっているかを確認しています。それはリハビリテーションというよりも、まるで巨人軍の秋季キャンプを指揮しているかのような印象です。

さらに、これはテレビで紹介されていた話ですが、毎日1・3キロのコースで歩行訓練をしているそうです。最初のころは1時間以上かかっていたのが、今では17分で回れるといいますから、すごい進歩です。もう杖も突いていませんし、転倒しそうな不安は微塵もありません。監督は、リハビリは「勝負」だから負けたくないと発言されていますが、あの気合の入れ方は単に元スポーツ選手というだけではない、並々ならぬ回復への執念だと感じました。

現在もまだ、失礼ながら言語にははっきりとした影響が残っています。何より、利き手・利き足である右半身が麻痺してしまったことは、元スポーツ選手としてどれほど辛かっただろうかと想像するばかりです。

1年や2年なら気合を入れ続けることはできるかもしれませんが、監督はもう10年以上が経過しているわけですから、継続しているだけでもすごいことだと改めて感心するばかりでした。

そのトレーニングが一段落したタイミングでの出来事です。天下の長嶋監督が、

「やあ、こんにちは」

と、私たちのような見も知らない一般人に気さくに声を掛けてくださったのです。本当に偉大な人は決して偉ぶったりはしないのだと思い知らされた瞬間でもありました。何と言っていいか分からずに、

「お会いできて、光栄です」

と応えました。たった一言で、大きなパワーと勇気を頂いた気がして、妻と二人でものすごく興奮して帰宅したのを覚えています。長嶋監督にお会いできて、そんな気持ちになれたことはとても幸せだったと思っています。

長嶋監督は、ご自分がスーパースターであることを知っていて、スーパースターを意識した振る舞いをしているのでは決してなく、ごく普通に日々の生活をしていても、自然とスーパースターの振る舞いになるのだと感じました。


病院での出会いから数年が経過したある日、脳梗塞を発症してから娘の三奈さんと一緒に歩んできた長いリハビリの日々が、どれほど過酷で感動的だったのかを描いたドキュメンタリー番組を見て、再びあのときの感激が蘇りました。

番組では、発症直後の第一報で「脳梗塞によってご自宅で倒れたものの意識ははっきりしており、容体は安定している模様です」と伝えられたのが、実際には数日間にわたって意識がなく、生命の危機さえ心配されたほどの重篤な症状だった事実が初めて明かされていました。

医師から「寝たきりも覚悟してほしい」と告げられたにもかかわらず、今では車椅子はおろか誰の手を借りることもなく自らの足で歩けるまでに回復したのです。

ご本人はこれまで一度も辛いと思ったことはないし、病気なんかに負けるものかと常にポジティブに考えてきたと番組では紹介していました。さすがに長嶋さんだと思う一方で、妻も私もそういう前向きな姿勢を大いに見習わなければならないと思ったものです。

作業療法士にはもっと期待していい

ここまでずっと、脳卒中の患者とその家族という立場で経験してきたことを中心に書いてきましたが、逆に介護の現場で活躍している側のお話も聞いてみたい……、そう思って、妻がお世話になっているデイサービス「ダイアリー」の代表取締役をしている茂木有希子さんにインタビューをお願いしました。

ダイアリーは2012年4月の設立で、本書を執筆する1年ほど前に3周年を迎えたばかりの若い施設です。茂木さんはとても明るく目がぱっちりとした美人ですが、その美貌からは想像できないほど、介護に対する熱い情熱をお持ちで、軽く30分ほどお話を聞ければと思ってお邪魔したところ、2時間近くも熱い思いを語ってくださり、私にとっても勉強になりました。

茂木さんご自身にハンディキャップをお持ちの弟さんがいらっしゃり、「障がいを持つ子と家族がこんなに困っているのを、どうやったら支援できるのか」と思ったのが、作業療法士

（ＯＴ）になったきっかけだったそうです。

素晴らしいお話をたくさん聞かせていただきましたので、インタビューの内容すべてを掲載したいのですが、紙面の制約上、興味深い項目に絞ってご紹介します。

作業療法士（ＯＴ）の役割

妻がリハビリテーション病院に入院していた当時から、私は、

理学療法士（ＰＴ）は「足」の機能回復を指導してくれる人

作業療法士（ＯＴ）は「手」の機能回復を指導してくれる人

だとずっと思い込んできました。おそらく、これは私だけではなく、患者もご家族の皆さんも、多くが同じように思っているのではないかと思います。リハビリテーション病院でそのような説明を受けた気がしますし、担当のＯＴも自分自身をそう紹介していたと記憶しています。

一方、リハビリの現場では、ＯＴから受ける訓練が必ずしも手の機能回復に役立っているように見えない場面もしばしばありました。

足は、片方の足全体を一つの部位として、とにかくそれを前に運びさえすれば何とか歩けるようになりますが、手の指というのは極めて複雑な動きをコントロールしなければならず、そう簡単に回復しないのは当たり前だと勝手に決めつけてもいました。そんな私に、茂木さんは

こんな話をしてくれました。

「世の中には、リハビリといえば運動、運動といえばＰＴであると考えている人がたくさんいます。ＰＴの視点は機能回復が中心でもいいのですが、ＯＴが本来やらなければならないのは、いかにして生活ができるように支援をするかなのです」

「リハビリテーション病院にいる間は、機能回復だけで充分かもしれませんが、退院後はいかにして地域の中で生活者として暮らしていくかをＯＴが一緒に考えていかなければ、本当の社会復帰にはなりません」

麻痺している側の手が「動かない」と私たちはよく言いますが、一口に「動かない」と言ってもそこには回復度の違いがあります。例えば、肩の高さにまで腕を上げられるか、５本の指全部でグー・パー（閉じる・開く）ができるか、一本一本の指を個別に動かせるかというように、それぞれレベルがあるのです。

「回復のレベルに合わせて、今の手や指の状態でどうやって生活していくかをＯＴが一緒に考えてあげなければならないのです」

手の機能回復にしか目がいっていなかった自分の考え方が、根本的に間違いだったことを教えられた瞬間でした。このことに気がつけば､家族としての接し方も変わってくると思います。私も改めて一緒に取り組むことが見えた気がして、とてもすっきりしました。さらに茂木さんは、こうも言っていました。

「ＯＴは若い人たちが多いので、このようなＯＴ本来の役割を意識せずに仕事をしている人も少なくありません。例えば、リハビリテーション病院を退院するときに、これから地域の中で生活していく上で困ったことがあればアドバイスしたり、共に考えたりすることがＯＴの仕事だとはっきり伝えなければならないのに、それができるような環境にいるＯＴは、ほとんどいないのが現実です」

ちなみに、茂木さんが理学療法士協会と作業療法士協会に問い合わせたところによれば、２０１５年10月現在で、ＰＴの有資格者数（協会に登録している会員数とは違います）が12万９９３１名に対して、ＯＴの有資格者数は7万４８０１名となっています。数の上でも、ＰＴの方がＯＴよりかなり多いのが現状です。

人間は、まずは自力で歩けるようにならなければ始まらないと考える人が多く、ＰＴ重視の傾向が必ずしも悪いとは思いませんが、ＯＴの果たす役割にはもっともっと期待してもいい、というより期待すべきだと感じました。

「治ったらちゃんとリハビリをやる」？

デイサービスの利用者の中には、リハビリを進んでやろうとしない人が少なくないそうです。「今さら自分の回復を待ち望んでいる人などいないから」「リハビリは面倒くさいし、疲れるから」「どうせ元には戻らないのだから」などと言い訳ばかりして、何もしようとしないというのです。

年齢が高い人ほどそうした傾向が強いのかもしれません。リハビリの時間ですよと促しても、

「治ったらちゃんとリハビリをやるから」

と言われてしまうと、訓練をする側はがっかりしてしまうと言います。そういえば、妻がリハビリテーション病院に入院していたころにも、同じようなことを言う人がいたのを思い出しました。手や足が動くようになるためにリハビリをするのに、治ってからやるとはこれいかにと思いますが、要するに意欲を失ってしまっているのでしょう。

ここまで極端でなくても、リハビリに対する意欲が薄れてしまった人はいらっしゃると思います。辛いリハビリを何年も続けること、気持ちを切らさないことは容易ではないでしょう。

PT・OTやデイサービスだけに任せるのではなく、私たち家族や周囲の人たちも、リハビリに対する意識付けをどう行うのか、気分を害することなく助けられるのか、考えさせられる問題です。

大切なのは、発症前の自分の姿を追い求めることではなく、今の自分を受け入れて、「ここか

ら新しい自分をつくっていこう」と切り替えられるかどうかではないでしょうか。そして、それを周囲がどうやってサポートしていくのかが重要なのだと思います。

行政や民間が提供する福祉は金銭的または物理的な支援が中心で、精神面の支援は残念ながら手薄ですから、難しい課題ではあると思います。

生活行為向上マネジメント

もう一つ、茂木さんたちOTが取り組んでいるのが、「生活行為向上マネジメント」です。これは、ハンディキャップを持つ人が生活をする上で困っていること、困難さを感じていることで、やってみたい、もっとうまくできるようになりたいと思う生活行為を支援する作業療法の思考過程を示したものです。

日本作業療法士協会のパンフレットには、次のように記されています。

「私たちの生活は、日常生活における身の回りの動作が滞りなくできるだけではなく、趣味・生きがい・社会参加などその人にとって『意味のある、したい作業』を日々の生活の中で続け、その行為から満足感や充実感を得ることで、元気に充実した生活を送ることができています。

しかし、高齢期では加齢や病気による心身機能の低下により、これまでできていた家事や余暇活動といった生活の行為が困難になる、退職や家族構成の変化により自由時間が増え生活のリズムが変化するなど、生活を送る上で様々な作業の作り直しが求められます。

そこでここでは、生き生きとした活動的な生活を送るために、その高齢者にとって生活意欲を高めるもととなる『意味のある、したい生活行為』を再び行えるようにする生活行為向上のための支援のあり方を提案することとしました」

例えば、片方の手が不自由だったり、力が弱かったりして、ビンや缶のふたが開けられない人には、オープナーという道具を使って自分の力で開けられるようにする、たったそれだけのことで「生活の質」（QOL：Quality of Life）が大きく向上するのだといいます。

誰かが代わりにふたを開けることは簡単です。でも、それでは生活行為向上にはつながりません。自分の力で開けることにこそ意味があるのです。

生活行為向上マネジメントに興味のある方は、詳しい解説がありますので、一般社団法人日本作業療法士協会のホームページ（http://www.jaot.or.jp/）をご覧ください。

これからも、就労移行支援や小児対象の介護施設など、やりたい夢がたくさんあると言って目を輝かせていた茂木さんには、素敵なことをたくさん教えていただきました。

それでも、生きてゆく

東日本大震災の直後に、盲目の天才ピアニスト・辻井伸行氏とＥＸＩＬＥのＡＴＳＵＳＨＩが共作・共演して生まれた「それでも、生きてゆく」をご紹介したいと思います。この曲は、被災地の方々のために「希望を持って生きてほしい」という願いを込めて辻井氏が作曲し、同じ思いを抱いていたＡＴＳＵＳＨＩが歌詞を書きました。

私が介護生活に疲れ、絶望に打ちひしがれていたある夜、静かなピアノのアルペジオに始まり、しばらくすると澄んだ高音の歌声が美しく流れるこの曲を初めて聴き、タイトルのとおり「それでも、生きてゆく」ことを自分に誓ったときのことが、今でも鮮やかに思い出されます。

ときに音楽が生きていく勇気を与えてくれることは、誰もが経験することでしょう。もともとは被災者の方々のために書かれた歌詞だったそうですが、いろいろなものと必死に闘っていたあのころの私には、本当に心に沁みる一曲でしたので、ここで採り上げさせていただきました。

♪それでも、生きてゆく

作詞 ATSUSHI
作曲 辻井伸行

夢がなくても
希望がなくても
生きがいがなくても
いつかみつかる…

悲しい事でも
つらい事でも
報われる日がくる
そう信じている

小さな灯火《ともしび》を
消さない様にと
肩をすくめながら
歩いてきたんだ

心に一筋の
光が見えてきた
あきらめそうになって
涙が溢れて

光が涙を
伝い僕の心に
優しく反射した
そんな春の日

穏やかな風が
優しい旋律が
ほのかな香りが
胸に迫ってくる

夢がなくても
希望がなくても
生きがいがなくても
いつかみつかる…

悲しい事でも
つらい事でも
報われる日がくる
そう信じている

心に決めたのは
何があっても
それでも生きてゆく

おわりに

最後までお読みいただきまして、ありがとうございました。妻が脳梗塞を発症してから4年余りの月日が経過しましたが、これまでに経験してきたこと、そして思ったことを存分に綴ることができました。

おかげさまで妻は、少しずつではありますが回復してきており、自分でできることの幅も広がってきていますが、何でも一人でできる生活を取り戻すには、もう少し時間がかかりそうです。

多くの人に読んでいただく本を書く以上は、きちんと裏を取り、詳細を調べ、一人でも多くの皆さまに興味を持っていただけるような内容にしたい……、そんな思いから、インターネットの海に迷い込み、何日たっても一行も筆が進まないこともありました。

長い時間をかけて調査をした結果が、本編には一行も残らなかったこともあります。それでも、そうした調査の一つ一つが、自分自身にとってはとても勉強になりましたし、ときには素敵な人たちとの出会いも生んでくれました。

出版社からは、「池上彰さんのように易しく、分かりやすい文章で書いてください」と何度か言われました。何十冊もの本を執筆し、テレビでも引っ張りだこの池上彰さんと同じことが簡単にできるはずもなく、できるだけそう心掛けたつもりではありますが、ときに本業であるコンサルタントのような強い表現をしてしまった箇所があるかもしれません。職業病だと思ってどうかご容赦ください。

忙しい合間を縫い何とか最後までたどり着けたのは、いつも私を励まし、多くの貴重なアドバイスをくださった時事通信出版局の舟川修一部長、植松美穂氏、NPO法人企画のたまご屋さんの飯田みか氏、快くインタビューに応じてくださった㈱ハート&アートの茂木有希子氏、超多忙にもかかわらず監修を引き受けてくださった落合卓先生をはじめ、本当に多くの皆さまのお力添えがあってのことです。深く感謝しています。

最近、歳のせいか妙に涙もろくなったと感じる機会が増えました。テレビを見ていても、特に胸を打たれるような場面ではないのに、何かを思い出すのか、自分の過去と重ね合わせてしまうのか、涙があふれてしまうことが少なからずあります。

本書の執筆中にもそんなことが幾度となくありました。執筆を進める過程で、推敲のために何度も原稿を読み返すのですが、ときにふと涙がこぼれてくることがあるのです。

自分の拙文に感動したというわけではなく、当時の場面や気持ちを思い出して、気づかないうちに泣いてしまっているのです。改めて、いろいろなことを乗り越えてここまで生きてきたのだなと思うと、感慨もひとしおです。

最後になりますが、本文中でも触れました、2015年の1月に他界した愛する従妹と、世界で一番特別で大切な女性であるわが妻に本書を捧げます。

2016年　初夏

待島　克史

■ 参考文献とインターネットサイト

あらた健康保険組合（組合員専用でユーザーIDが必要なページにつき、URLは割愛）
一般社団法人日本作業療法士協会［http://www.jaot.or.jp/］
おちあい脳クリニック［http://www.brainconcierge.com/index.html］
オムロン株式会社［http://www.omron.co.jp/］
株式会社NTTドコモ［https://www.nttdocomo.co.jp/］
株式会社オートモティブコマツ［http://www.294komatsu.com/］
株式会社佐々木義肢製作所［http://sasaki-gishi.co.jp/archives/417/］
株式会社TESS「プロファンド」［http://www.h-tess.com/index.html］
川村義肢株式会社［http://www.kawamura-gishi.co.jp/］
KDDI株式会社「au」［http://www.au.kddi.com/］
公益財団法人日本医療機能評価機構「病院機能評価」（2014年9月30日版）
公益財団法人日本理学療法士協会［http://www.japanpt.or.jp/］
厚生労働省［http://www.mhlw.go.jp/］
厚生労働省「「療担規則及び薬担規則並びに療担基準に基づき厚生労働大臣が定める掲示事項等」及び「保険外併用療養費に係る厚生労働大臣が定める医薬品等」の実施上の留意事項について」の一部改正について」（平成22年3月26日、保医発0326第2号）
国税庁［https://www.nta.go.jp/］
国民年金・厚生年金保険「障害認定基準」（2014年6月1日改正）
国立感染症研究所感染症情報センター［http://idsc.nih.go.jp/iasr/CD-ROM/index.html］
さいたま市［http://www.city.saitama.jp/index.html］
全国健康保険協会［https://www.kyoukaikenpo.or.jp/］
総務省統計局統計調査部国勢統計課「国勢調査報告」（2014年版）
総務省統計局統計調査部国勢統計課「人口推計年報」（2014年版）
ソフトバンク株式会社［http://www.softbank.jp/］
東名ブレース株式会社「RAPS-AFO」「Manufacturer's Technical Meeting Ⅳ RAPS-AFO 基礎講座 ～装具基本概念から製作方法まで～」
流れて良くなる.com「脳梗塞解説ガイド」［http://noukousoku.sakura.ne.jp/noukousoku/relapse.html］
日本年金機構［http://www.nenkin.go.jp/index.html］
日本放送協会［http://www.nhk.or.jp/］
パシフィックサプライ株式会社「ゲイトソリューション」［https://www.p-supply.co.jp/］
東日本旅客鉄道株式会社［http://www.jreast.co.jp/］
フジホーム株式会社「介護用品カタログ Vol.5」
「理学療法士及び作業療法士法」（1965年6月29日法律第137号）（最終改正：2014年6月4日法律第51号）
リハビリテーション天草病院［http://www.keiaikai.com/］
療法士.com［http://ryouhousi.com/］
『臨床作業療法』Vol.12 No.5 2015

（名称は五十音順／サイトのURLは2016年3月現在）

監修にあたって

「脳卒中は、一瞬で起こります」

つまり、脳血管が詰まったり、破けたりしなければ症状はありませんが、詰まったり、破けたりした直後より症状が引き起こされ、その多くはその後の人生に大きなハンディキャップを負って生活することになります、とよく外来で説明しております。

今回、待島さんが執筆された本書は、脳卒中の前兆から、脳卒中になったときの症状のみならず、最もページを多く割いているのが、脳卒中になった後の生活であり、これまでの脳卒中急性期の症状、治療に焦点を当てた出版物が多い中、その後の生活に焦点を当てた内容に仕上がっています。

われわれ脳神経外科医は、脳卒中急性期に遭遇することがほとんどで、診断、急性期治療まではサポートすることが多いのですが、慢性期のフォローはむしろリハビリテーション科などに引き継ぐことが多く、この本により患者家族がどのように苦労されているのか知り得たことは、私にとっても大きな収穫で、今後の診療の一助になります。

また、インターネットが有効活用される時代とはいえ、待島さんがここまで病気について調べあげ、さまざまな治療法を吟味し、奥様のために献身的なサポートをされていることに感服致しました。エアコンが故障してしまったエピソードや、脳卒中後に体温調整がいつもと違うなどといった些細な変化は、身近にいるご主人だからこそ感じ取れる変化であります。

脳卒中慢性期には麻痺の改善・維持を目的としたリハビリ治療、経頭蓋磁気刺激療法《けいとうがいじきしげきりょうほう》、デイサービスでのレクリエーションなどがありますが、それらの治療時間は一日のうちでもわずかな時間で、その多くは自宅で家族と過ごす時間が圧倒的に多いのが現実です。その主たる家族と過ごす時間を待島さんのように二人三脚で有意義に過ごしていただくと、その後の回復度合いも違ってくるはずです。この本は、その慢性期の生活をどのように過ごすべきかヒントをいただける本です。

医学博士・医療法人ブレイン・コンシェルジュ理事長
日本脳神経外科学会専門医・てんかん専門医
落合 卓

【著者紹介】

待島克史（まちじま・かつし）
合同会社K＆Kアドバイザリー代表

1984年早稲田大学卒業。一般事業会社、外資系コンサル会社を経て2000年アーサーアンダーセン（現PwCコンサルティング合同会社）に入社、2009年マネージングディレクターに就任。2014年退職し、合同会社K＆Kアドバイザリーを設立。著書に『中期経営計画策定マニュアル』（PHP研究所、2000年）共著、『図解コストマネジメント』（東洋経済新報社、2002年）共著、『スピード決算マネジメント』（生産性出版、2003年）編著、『内部統制マネジメント』（生産性出版、2006年）編著、『実務詳解　内部統制の文書化マニュアル』（中央経済社、2007年）共著等。その他、雑誌・機関紙・業界紙・コラム等への寄稿や執筆等がある。

身近《みじか》な人《ひと》が脳卒中《のうそっちゅう》で倒《たお》れた後《あと》の全生活術《ぜんせいかつじゅつ》
—誰《だれ》も教《おし》えてくれなかった90のポイント—

2016年 7月30日　初版発行
2022年 6月30日　第4刷発行

著　者：待島克史
監　修：落合　卓
発行者：花野井道郎
発行所：株式会社時事通信出版局
発　売：株式会社時事通信社
〒104-8178　東京都中央区銀座 5-15-8
電話 03(5565)2155　https://bookpub.jiji.com

印刷／製本　図書印刷株式会社

ISBN978-4-7887-1457-1 C0036　　Printed in Japan